Entzündungshemmende Ernährung

Der ultimative Leitfaden für Gesundheit und Energie durch natürliche Lebensmittel und Lebensstiländerungen für Anfänger und Experten

Von: Tessa Marlo

Danksagungen

Dieses Buch wäre ohne die Unterstützung und Ermutigung vieler Personen nicht möglich gewesen. Zunächst möchte ich meiner Familie danken, deren unerschütterliche Unterstützung und Verständnis während dieses Projekts mir die Motivation gegeben haben, dieses Buch zu vollenden. Ihre Geduld und Liebe haben mir den nötigen Antrieb gegeben.

Ich bin den zahlreichen Gesundheitsfachleuten, Ernährungswissenschaftlern und Forschern, deren Arbeit maßgeblich zum Verständnis der entzündungshemmenden Ernährung und ihrer Vorteile beigetragen hat, zutiefst dankbar. Ihr Engagement für die Weiterentwicklung des Wissens auf diesem Gebiet war entscheidend für die Gestaltung des Inhalts dieses Buches.

Ein besonderer Dank gilt meinem Lektor, dessen scharfer Blick und durchdachtes Feedback die Klarheit und Qualität dieses Buches erheblich verbessert haben. Ihre Expertise und Anleitung waren von unschätzbarem Wert.

Abschließend möchte ich meinen Dank an die Leser ausdrücken. Ihr Interesse an der Verbesserung Ihrer

Gesundheit durch natürliche Lebensmittel und Lebensstiländerungen ist die treibende Kraft hinter diesem Werk. Ich hoffe, dass dieses Buch eine hilfreiche und inspirierende Ressource auf Ihrem Weg zu besserer Gesundheit darstellt.

Widmung

Meiner Familie, deren Liebe und Unterstützung meine ständigen Quellen der Stärke und Inspiration sind. Und allen Personen, die bestrebt sind, ihre Gesundheit und ihr Wohlbefinden durch informierte und achtsame Entscheidungen zu verbessern — dieses Buch ist für euch.

Vorwort

In Deutschland, wie in vielen Teilen der Welt, ist chronische Entzündung ein wachsendes Gesundheitsproblem, das oft unbemerkt bleibt, bis es zu schwerwiegenderen Gesundheitsproblemen führt. „Entzündungshemmende Ernährung: Der ultimative Leitfaden für Gesundheit und Energie durch natürliche Lebensmittel und Lebensstiländerungen für Anfänger und Experten" zielt darauf ab, dieses dringende Thema anzugehen, indem er einen umfassenden Leitfaden speziell für das deutsche Publikum bietet.

Dieses Buch bietet praktische, evidenzbasierte Strategien, die Ihnen helfen, informierte Ernährungs- und Lebensstilentscheidungen zu treffen, was zu einer verbesserten Gesundheit, höheren Energieniveaus und einem besseren Verständnis von Ernährung führt. Mit leicht umsetzbaren Ernährungsplänen, köstlichen Rezepten und ganzheitlichen Wellness-Tipps sind Sie in der Lage, einen nachhaltigen entzündungshemmenden Lebensstil zu übernehmen. Darüber hinaus betont dieser Leitfaden die

Bedeutung, Ihre Familie einzubeziehen, um gesundes Essen zu einer gemeinsamen und angenehmen Erfahrung zu machen. Echte Erfolgsgeschichten, die in diesem Buch enthalten sind, werden Sie inspirieren und die greifbaren Vorteile der entzündungshemmenden Ernährung aufzeigen.

Ob Sie Anfänger oder Experte sind, die hier bereitgestellten Erkenntnisse werden Sie dabei unterstützen, Ihre Gesundheitsziele zu erreichen. Beginnen Sie diese transformative Reise zu besserer Gesundheit und Energie, in dem Wissen, dass jeder Schritt Sie näher zu einem lebendigen, entzündungsfreien Leben bringt. Wenn Sie die Seite umblättern, bereiten Sie sich darauf vor, die Geheimnisse für dauerhafte Gesundheit und Vitalität durch die Kraft natürlicher Lebensmittel und achtsames Leben zu entdecken.

Inhaltsverzeichnis

Vorwort..6

Inhaltsverzeichnis 8

Einführung 14

Was Sie in diesem Buch Finden Werden.............. 14

Warum dieses Buch für Sie ist............................. 19

Kapitel Eins - Entzündungen verstehen 21

Definition von Entzündungen und deren Rolle im Körper
....27

Arten der Entzündung: Akut vs. Chronisch 30

Folgen chronischer Entzündungen für die Gesundheit 37

Kapitel Zwei - Die Entzündungshemmende Ernährung erklärt..43

Überblick über die Entzündungshemmende Ernährung
....44

Wesentliche Prinzipien und Lebensmittelkategorien....50

Wie die entzündungshemmende Ernährung funktioniert um Entzündungen zu reduzieren 59

Kapitel Drei_-_Vorteile einer entzündungshemmenden Ernährung..68

Gesundheitliche Vorteile: Herz-Kreislauf-Gesundheit, Gehirnfunktion und Gelenkgesundheit 69

Zusammenhang mit chronischen Krankheiten (z. B. Arthritis, Diabetes)..78

Einfluss auf die psychische Gesundheit und Stimmung86

Kapitel Vier_-_Wesentliche Lebensmittel zur Reduzierung von Entzündungen..94

Übersicht über entzündungshemmende Lebensmittel ..97

Vollwertige Lebensmittel vs. Verarbeitete Lebensmittel 103

Liste der wichtigsten entzündungshemmenden Zutaten 111

Kapitel Fünf_-_Die Rolle von Vitaminen und Nährstoffen 123

Wichtige Vitamine und Mineralien, die Entzündungen
bekämpfen 124

Rolle von Antioxidantien und Omega-3-Fettsäuren.. 136

Nahrungsergänzung: Wann und was zu beachten ist 143

Kapitel Sechs _-_ Lebensstiländerungen zur Verbesserung der
Gesundheit 152

Bedeutung von Schlaf und Stressbewältigung 154

Körperliche Aktivität und deren entzündungshemmende
Wirkung 162

Achtsamkeitspraktiken: Yoga und Meditation 172

Kapitel Sieben _-_ Ein stärkeres Immunsystem aufbauen ... 182

Wie die Ernährung die Immunfunktion beeinflusst ... 184

Lebensmittel, die die Immunität stärken 190

Lebensstilpraktiken für die Immun Gesundheit 199

Kapitel Acht _-_ Energielevel auf natürliche Weise steigern
.... 208

Zusammenhang zwischen Entzündungen und Müdigkeit 210

Lebensmittel und Praktiken, die Energie steigern 215

Bedeutung der Hydration..................223

Kapitel Neun _-_ Einfache entzündungshemmende Rezepte 232

Frühstücks-, Mittags- und Abendessenoptionen..........234

Schnelle Snacks und Ideen zur Mahlzeitenvorbereitung 246

Fokus auf saisonale Zutaten 259

Kapitel Zehn _-_ Mahlzeitenplanung und -vorbereitung 270

Strategien für effektive Mahlzeitenplanung..................272

Einen ausgewogenen entzündungshemmenden Teller gestalten..................281

Tipps zum Batch-Cooking und zur Lagerung 289

Kapitel Elf _-_ Lebensmittelkennzeichnungen verstehen.....298

Wie man Lebensmittelkennzeichnungen liest und interpretiert.. 299

Identifizierung entzündungsfördernder Zutaten.......... 309

Informierte Lebensmittelentscheidungen treffen.......... 319

Kapitel Zwölf _-_ Häufige Fallstricke und wie man sie vermeidet.. 326

Falschannahmen über die entzündungshemmende Ernährung.. 328

Strategien zur Überwindung von Herausforderungen 334

Bedeutung von Flexibilität und Mäßigung.................... 341

Kapitel Dreizehn______-______Familienfreundliche entzündungshemmende Mahlzeiten.......................... 347

Rezepte für Kinder und Familien anpassen 348

Gesunde Essgewohnheiten zu Hause fördern 356

Tipps zur Einbeziehung von Kindern in die Mahlzeitenvorbereitung.. 364

Kapitel Vierzehn_-_Erfolgsgeschichten aus dem echten Leben 373

Fallstudien von Personen, die von der Ernährung profitiert haben 374

Testimonials und persönliche Erfahrungen 381

Lektionen aus jeder Geschichte 384

Kapitel Fünfzehn _-_ Zusätzliche Ressourcen und nächste Schritte 390

Überblick über vertrauenswürdige Websites und Organisationen 391

Empfohlene Bücher und Materialien für weiterführende Lektüre 396

Abschließende Gedanken zur Annahme der entzündungshemmenden Ernährung 401

Anhang A: Beispiel-Mahlzeitenpläne 406

Anhang B: Einkaufslisten 412

Anhang C: Zusätzliche Ressourcen 420

Einführung

Willkommen zu *"Entzündungshemmende Ernährung: Der Ultimative Leitfaden für Gesundheit und Energie durch natürliche Lebensmittel und Lebensstiländerungen für Anfänger und Experten."* In der heutigen schnelllebigen Welt ist chronische Entzündung ein häufiges, aber oft übersehenes Gesundheitsproblem geworden. Dieses Buch dient als umfassende Ressource für alle, die ihre Gesundheit verbessern, ihre Energielevel steigern und Krankheiten durch die Kraft natürlicher Lebensmittel und Lebensstiländerungen vorbeugen möchten.

Was Sie in diesem Buch Finden Werden

Dieser Leitfaden wurde sorgfältig erstellt, um Ihnen ein gründliches Verständnis von Entzündungen, ihren Auswirkungen auf den Körper und wie Sie diese durch Ernährungs- und Lebensstilentscheidungen managen und reduzieren können, zu vermitteln. Egal, ob Sie an

Entzündungen leiden, gesundheitsbewusst sind oder neu im Konzept des entzündungshemmenden Lebensstils sind, dieses Buch bietet Ihnen wertvolle Informationen.

Kapitelübersicht:

- Verständnis von Entzündungen: Erhalten Sie Einblicke in das, was Entzündung ist, ihre Rolle im Körper und die Unterschiede zwischen akuten und chronischen Entzündungen. Lernen Sie die potenziellen gesundheitlichen Folgen chronischer Entzündungen kennen und warum es wichtig ist, sich damit auseinanderzusetzen.

- Die entzündungshemmende Ernährung erklärt: Entdecken Sie die grundlegenden Prinzipien der entzündungshemmenden Ernährung, einschließlich wichtiger Lebensmittelkategorien und wie diese Lebensmittel dazu beitragen, Entzündungen in Ihrem Körper zu reduzieren.

- Vorteile einer entzündungshemmenden Ernährung: Erkunden Sie die zahlreichen gesundheitlichen Vorteile der Annahme einer entzündungshemmenden

Ernährung, von verbesserter Herz-Kreislauf-Gesundheit und Gehirnfunktion bis hin zu besserer Gelenkgesundheit und psychischem Wohlbefinden.

- Wesentliche Lebensmittel zur Reduzierung von Entzündungen: Erhalten Sie eine detaillierte Liste entzündungshemmender Lebensmittel, verstehen Sie die Vorteile von Vollwertkost gegenüber verarbeiteten Lebensmitteln und lernen Sie wichtige Zutaten wie Beeren, grüne Blattgemüse und fetten Fisch kennen.

- Die Rolle von Vitaminen und Nährstoffen: Erfahren Sie mehr über die wichtigen Vitamine und Mineralien, die Entzündungen bekämpfen, die Bedeutung von Antioxidantien und Omega-3-Fettsäuren sowie Richtlinien zur Nahrungsergänzung.

- Lebensstiländerungen zur Verbesserung der Gesundheit: Entdecken Sie, wie Schlaf, Stressmanagement, körperliche Aktivität und Achtsamkeitspraktiken wie Yoga und Meditation Entzündungen weiter reduzieren und Ihre allgemeine Gesundheit verbessern können.

- Aufbau eines stärkeren Immunsystems: Verstehen Sie den Zusammenhang zwischen Ernährung und Immunfunktion und erfahren Sie, welche Lebensmittel und Lebensstilpraktiken Ihr Immunsystem stärken können.

- Energielevel auf natürliche Weise steigern: Lernen Sie, wie Sie Müdigkeit bekämpfen, indem Sie Entzündungen angehen, entdecken Sie anregende Lebensmittel und Praktiken und verstehen Sie die Bedeutung von Hydratation.

- Einfache entzündungshemmende Rezepte: Genießen Sie eine Vielzahl einfacher und köstlicher Rezepte für Frühstück, Mittagessen und Abendessen sowie schnelle Snacks und Ideen zur Essensvorbereitung, die sich auf saisonale Zutaten konzentrieren.

- Essensplanung und -vorbereitung: Erhalten Sie praktische Tipps für eine effektive Essensplanung, die Erstellung ausgewogener entzündungshemmender Teller und Strategien für Batch-Kochen und Lagerung.

- Verstehen von Lebensmittelkennzeichnungen: Werden Sie ein informierter Käufer, indem Sie lernen, wie man Lebensmittelkennzeichnungen liest und interpretiert, entzündungsfördernde Zutaten identifiziert und informierte Entscheidungen trifft.

- Häufige Fallstricke und wie man sie vermeidet: Gehen Sie häufige Missverständnisse über die entzündungshemmende Ernährung an, lernen Sie Strategien zur Überwindung von Herausforderungen und verstehen Sie die Bedeutung von Flexibilität und Mäßigung.

- Familienfreundliche entzündungshemmende Mahlzeiten: Finden Sie Tipps zur Anpassung von Rezepten für Kinder und Familien, fördern Sie gesunde Essgewohnheiten zu Hause und beziehen Sie Kinder in die Essenszubereitung ein.

- Erfolgsgeschichten aus dem echten Leben: Lassen Sie sich von Fallstudien von Personen inspirieren, die von der entzündungshemmenden Ernährung profitiert haben, mit Erfahrungsberichten und persönlichen

Geschichten, die ihre Erfahrungen und gelernten Lektionen hervorheben.

- Zusätzliche Ressourcen und nächste Schritte: Greifen Sie auf eine kuratierte Liste vertrauenswürdiger Websites, Organisationen, empfohlener Bücher und Materialien für weiterführende Lektüre zu sowie auf abschließende Gedanken zur Annahme der entzündungshemmenden Ernährung.

Warum dieses Buch für Sie ist

"Entzündungshemmende Ernährung: Der Ultimative Leitfaden für Gesundheit und Energie durch natürliche Lebensmittel und Lebensstiländerungen für Anfänger und Experten" ist mehr als nur ein Diätbuch; es ist ein Wegweiser zu einem gesünderen, lebendigeren Leben. Egal, ob Sie gegen chronische Entzündungen kämpfen oder einfach nur Ihre Gesundheit optimieren möchten, dieses Buch bietet praktische, evidenzbasierte Strategien, die Ihnen helfen, Ihre Ziele zu erreichen.

Durch die Integration der in diesem Leitfaden dargestellten Prinzipien und Praktiken werden Sie in der Lage sein, informierte Entscheidungen über Ihre Ernährung und Ihren Lebensstil zu treffen. Sie werden entdecken, wie kleine, nachhaltige Veränderungen zu erheblichen Verbesserungen Ihres allgemeinen Wohlbefindens, Ihrer Energielevel und Ihrer langfristigen Gesundheit führen können.

Beginnen Sie diese Reise zu besserer Gesundheit und Energie mit Vertrauen, ausgestattet mit dem Wissen und den Werkzeugen, die in diesem ultimativen Leitfaden bereitgestellt werden. Lassen Sie uns gemeinsam den ersten Schritt zu einem gesünderen, energiegeladenen Ich machen.

Kapitel Eins

Entzündungen verstehen

Entzündung ist eine kritische biologische Reaktion, die eine zentrale Rolle in den Abwehrmechanismen unseres Körpers spielt. Dieses Kapitel wird die Geschichte, Mechanismen und die wesentliche Natur der Entzündung erkunden und den Lesern ein umfassendes Verständnis dieses komplexen Prozesses bieten.

Historische Perspektive auf Entzündungen

Das Konzept der Entzündung wird seit Jahrhunderten erkannt und untersucht. Alte Zivilisationen, einschließlich der Griechen und Römer, legten das Fundament für unser modernes Verständnis von Entzündungen.

- Antikes Griechenland: Hippokrates, bekannt als der Vater der Medizin, war eine der frühesten Figuren, die Entzündungen beschrieb. Er stellte die klassischen

Zeichen von Rötung, Wärme, Schwellung und Schmerz fest, die auch heute noch zur Identifizierung von Entzündungen verwendet werden. Diese Beobachtungen basierten hauptsächlich auf äußeren Verletzungen und Infektionen.

- Römische Beiträge: Im I. Jahrhundert n. Chr. erweiterte der römische Arzt Aulus Cornelius Celsus Hippokrates' Arbeit. Er identifizierte die vier Kardinalsymptome der Entzündung: rubor (Rötung), calor (Wärme), tumor (Schwellung) und dolor (Schmerz). Diese Zeichen bleiben grundlegend für unser Verständnis von Entzündungen.

- Mittelalter und Renaissance: Während des Mittelalters war der Fortschritt in der Untersuchung von Entzündungen begrenzt. Die Renaissance jedoch weckte ein erneutes Interesse an der medizinischen Wissenschaft. Anatomisten wie Andreas Vesalius begannen, die inneren Mechanismen der Entzündung zu erforschen und sie mit der Reaktion des Körpers auf Verletzungen und Infektionen zu verknüpfen.

- 19. und 20. Jahrhundert: Die Erfindung des Mikroskops und Fortschritte in der Zellbiologie revolutionierten das Studium der Entzündung. Der deutsche Arzt Rudolf Virchow führte das fünfte Kardinalsymptom der Entzündung ein: functio laesa (Funktionsverlust). Er entwickelte auch das Konzept der Zellpathologie und betonte, dass Entzündung zelluläre und Gewebeveränderungen umfasst.

Mechanismen der Entzündung

Entzündung ist eine komplexe biologische Reaktion, die durch verschiedene Faktoren ausgelöst wird, darunter Pathogene, geschädigte Zellen und toxische Verbindungen. Das Verständnis der Mechanismen der Entzündung erfordert einen genaueren Blick auf die beteiligten zellulären und molekularen Prozesse.

- Einleitung der Entzündung: Wenn der Körper schädliche Reize wie Bakterien, Viren oder Verletzungen erkennt, reagiert das Immunsystem, indem es Signalmoleküle namens Zytokine freisetzt.

Diese Zytokine wirken als Botenstoffe und alarmieren den Körper über die Anwesenheit einer Bedrohung.

- Vaskuläre Veränderungen: Eine der ersten Reaktionen auf Entzündung ist die Erweiterung der Blutgefäße (Vasodilatation) im betroffenen Bereich. Dieser Anstieg des Blutflusses verursacht die Rötung und Wärme, die mit Entzündungen verbunden sind. Darüber hinaus erhöht sich die Permeabilität der Blutgefäße, was es Immunzellen, Flüssigkeiten und Proteinen ermöglicht, an die Stelle der Verletzung oder Infektion zu gelangen, was zu Schwellungen führt.

- Zelluläre Reaktion: Weiße Blutkörperchen, insbesondere Neutrophile und Makrophagen, spielen eine entscheidende Rolle in der entzündlichen Reaktion. Neutrophile sind die ersten Reagierenden, die schnell eintreffen, um Pathogene zu umschließen und zu zerstören. Makrophagen treffen später ein und setzen den Prozess der Phagozytose (Umschließen und Verdauen von Zelltrümmern und Pathogenen) fort. Sie setzen auch zusätzliche Zytokine frei, um bei Bedarf mehr Immunzellen zu rekrutieren.

- Auflösung der Entzündung: In einer gesunden Entzündungsreaktion werden, sobald die Bedrohung neutralisiert ist, entzündungshemmende Signale produziert, um die Entzündung zu lösen. Diese Signale helfen, Immunzellen und Trümmer zu beseitigen, sodass sich das Gewebe heilen und in seinen normalen Zustand zurückkehren kann.

Die wesentliche Natur der Entzündung

Entzündung ist ein zweischneidiges Schwert. Während sie für den Schutz des Körpers und die Förderung der Heilung unerlässlich ist, kann sie auch Schaden anrichten, wenn sie nicht richtig reguliert wird.

- Schutzrolle: Akute Entzündung ist entscheidend für das Überleben. Sie hilft dem Körper, schnell auf Infektionen und Verletzungen zu reagieren, die Ausbreitung von Pathogenen zu verhindern und die Reparatur geschädigter Gewebe zu erleichtern.

- Heilungsprozess: Entzündung bereitet den Boden für die Gewebereparatur. Wachstumsfaktoren und andere Moleküle, die während der Entzündung freigesetzt werden, fördern die Regeneration geschädigter Gewebe und die Bildung neuer Blutgefäße.

- Möglicher Schaden: Chronische Entzündung hingegen kann schädlich sein. Wenn Entzündungen anhalten, können sie zu Gewebeschäden führen und zur Entwicklung verschiedener chronischer Krankheiten beitragen, wie Herzkrankheiten, Diabetes und Autoimmunerkrankungen.

Entzündung ist eine grundlegende und komplexe biologische Reaktion, die als Schutzmechanismus gegen schädliche Reize wie Pathogene, geschädigte Zellen oder Reizstoffe dient. Der Hauptzweck der Entzündung besteht darin, die ursprüngliche Ursache der Zellschädigung zu beseitigen, nekrotische Zellen und Gewebe, die durch den ursprünglichen Schaden und den Entzündungsprozess verletzt wurden, zu beseitigen und einen Reparaturmechanismus zu etablieren.

Definition von Entzündungen und deren Rolle im Körper

Entzündung wird als die Immunreaktion des Körpers auf schädliche Reize definiert. Diese Reaktion umfasst eine Reihe von zellulären und molekularen Ereignissen, die darauf abzielen, die schädlichen Agentien zu isolieren und zu entfernen, und somit den Heilungsprozess einzuleiten.

Zu den wichtigsten Merkmalen der Entzündung gehören:

- Rötung (Rubor): Verursacht durch die Erweiterung kleiner Blutgefäße im beschädigten Bereich.

- Wärme (Calor): Resultiert aus dem erhöhten Blutfluss aufgrund der Gefäßerweiterung.

- Schwellung (Tumor): Aufgrund der Ansammlung von Flüssigkeit im betroffenen Bereich.

- Schmerz (Dolor): Verursacht durch die Freisetzung von Chemikalien, die die Nervenenden stimulieren.

- Funktionsverlust (Functio Laesa): Manchmal als fünftes Zeichen aufgeführt, bezieht sich dies auf die Beeinträchtigung der Funktion des entzündeten Gewebes.

Rolle der Entzündung im Körper

Entzündung spielt eine entscheidende Rolle im Abwehrsystem des Körpers. Sie ist ein wesentlicher Bestandteil des angeborenen Immunsystems, der ersten Verteidigungslinie des Körpers gegen Infektionen und Verletzungen. Der Prozess der Entzündung kann in mehrere Phasen unterteilt werden:

- Erkennung des schädlichen Agens: Der Körper erkennt schädliche Reize durch Mustererkennungsrezeptoren (PRRs) auf Immunzellen. Diese Rezeptoren identifizieren pathogenassoziierte molekulare Muster (PAMPs) oder schadenassoziierte molekulare Muster (DAMPs).

- Rekrutierung von Immunzellen: Nach der Erkennung des schädlichen Agens setzen Immunzellen Signalmoleküle namens Zytokine und Chemokine frei.

Diese Moleküle ziehen zusätzliche Immunzellen, wie Neutrophile und Makrophagen, an den Ort der Verletzung oder Infektion.

- Entfernung des Agens: Neutrophile und Makrophagen umschließen und zerstören Pathogene oder Zelltrümmer durch einen Prozess, der als Phagozytose bezeichnet wird. Dieser Schritt ist entscheidend für die Beseitigung der Ursache der Entzündung.

- Regulation der Entzündungsreaktion: Sobald die schädlichen Agentien beseitigt sind, beginnt der Körper, entzündungshemmende Signale zu produzieren, um die Entzündungsreaktion zu dämpfen und übermäßige Gewebeschäden zu verhindern.

- Auflösung und Reparatur: Die letzte Phase umfasst die Gewebereparatur und -regeneration. Wachstumsfaktoren und andere während der Entzündung freigesetzte Moleküle fördern die Heilung von beschädigtem Gewebe und die Bildung neuer Blutgefäße.

Arten der Entzündung: Akut vs. Chronisch

Entzündung ist eine vielschichtige Reaktion, die in zwei Haupttypen unterteilt werden kann: akut und chronisch. Das Verständnis der Unterschiede zwischen diesen beiden Typen ist entscheidend für die Behandlung und Prävention von entzündungsbedingten Gesundheitsproblemen.

Akute Entzündung: Ursachen, Symptome und Beispiele

Ursachen:

Die akute Entzündung ist die sofortige Reaktion des Körpers auf schädliche Reize. Sie entsteht typischerweise durch:

- Infektionen: Bakterielle, virale oder pilzliche Infektionen lösen eine akute Entzündungsreaktion aus, um die eindringenden Krankheitserreger zu bekämpfen.

- Verletzungen: Physische Verletzungen wie Schnitte, Verbrennungen und Frakturen führen zu einer Entzündungsreaktion, um den Heilungsprozess einzuleiten.

- Chemische Reizstoffe: Die Exposition gegenüber schädlichen Chemikalien, einschließlich Toxinen und Schadstoffen, kann akute Entzündungen hervorrufen.

- Allergische Reaktionen: Allergene wie Pollen, Staub und bestimmte Nahrungsmittel können bei empfindlichen Personen akute Entzündungsreaktionen auslösen.

Symptome:

Die charakteristischen Symptome einer akuten Entzündung sind:

- Rötung (Rubor): Erhöhter Blutfluss in das betroffene Gebiet verursacht sichtbare Rötungen.

- Wärme (Calor): Der Zustrom von warmem Blut aus dem Körperinneren erhöht die Temperatur des entzündeten Gewebes.

- Schwellung (Tumor): Flüssigkeit und Immunzellen sammeln sich im betroffenen Bereich, was zu Schwellungen führt.

- Schmerz (Dolor): Die Freisetzung von Chemikalien wie Prostaglandinen sensibilisiert die Nervenenden und verursacht Schmerzen.

- Funktionsverlust (Functio Laesa): Der entzündete Bereich kann aufgrund von Schmerzen und Schwellungen weniger funktionsfähig werden.

Beispiele:

- Schnitt oder Schürfwunde: Wenn die Haut verletzt wird, strömen Immunzellen zur Stelle, um eine Infektion zu verhindern und den Heilungsprozess zu beginnen.

- Akute Bronchitis: Eine Infektion der Bronchien in den Lungen verursacht Schwellungen, Husten und Schleimproduktion.

- Verstauchung des Knöchels: Die Reaktion des Körpers auf eine Bänderverletzung umfasst Schwellung, Rötung und Schmerzen, um das Gelenk zu immobilisieren und zu schützen.

- Halsschmerzen: Eine Infektion durch Bakterien oder Viren führt zur Entzündung des Halsgewebes, was zu Schmerzen und Rötung führt.

Chronische Entzündung: Ursachen, Symptome und Beispiele

Ursachen:

Chronische Entzündung ist eine langanhaltende, persistente Entzündungsreaktion, die Monate oder sogar Jahre dauern kann. Sie resultiert oft aus:

- Persistierenden Infektionen: Einige Infektionen, wie Tuberkulose, können das Immunsystem umgehen und langfristige Entzündungen verursachen.

- Autoimmunerkrankungen: Erkrankungen wie rheumatoide Arthritis und Lupus beinhalten, dass das Immunsystem gesundes Gewebe angreift, was zu chronischer Entzündung führt.

- Chronischer Exposition gegenüber Reizstoffen: Langfristige Exposition gegenüber Umweltverschmutzung, industriellen Chemikalien oder Tabakrauch kann zu anhaltenden Entzündungen führen.

- Lebensstilfaktoren: Ungesunde Ernährung, Bewegungsmangel, chronischer Stress und unzureichender Schlaf können zu anhaltenden Entzündungen beitragen.

- Fettleibigkeit: Übermäßiges Fettgewebe, insbesondere im Bauchbereich, produziert entzündungsfördernde Chemikalien, die zu chronischer Entzündung führen.

Symptome:

Chronische Entzündung kann heimtückischer sein als akute Entzündung und häufig mit subtileren Symptomen wie folgt auftreten:

- Anhaltende Müdigkeit: Anhaltende Entzündungen können zu einem allgemeinen Gefühl der Müdigkeit und Energiemangel führen.

- Körperschmerzen: Chronische Entzündungen verursachen häufig weit verbreitete Muskel- und Gelenkschmerzen.

- Verdauungsprobleme: Erkrankungen wie entzündliche Darmerkrankungen (IBD) sind durch chronische Entzündungen des Verdauungstrakts gekennzeichnet, die zu Schmerzen, Blähungen und Veränderungen der Stuhlgewohnheiten führen.

- Häufige Infektionen: Chronische Entzündungen können das Immunsystem schwächen, was die Anfälligkeit für Infektionen erhöht.

- Stimmungsstörungen: Chronische Entzündungen stehen im Zusammenhang mit Depressionen, Angstzuständen und anderen Stimmungsstörungen.

Beispiele:

- Rheumatoide Arthritis: Eine Autoimmunerkrankung, bei der das Immunsystem die Gelenke angreift und chronische Entzündungen, Schmerzen und Schwellungen verursacht.

- Entzündliche Darmerkrankung (IBD): Erkrankungen wie Morbus Crohn und Colitis ulcerosa beinhalten chronische Entzündungen des Verdauungstrakts.

- Asthma: Chronische Entzündungen der Atemwege führen zu Atembeschwerden, Keuchen und Husten.

- Typ-2-Diabetes: Chronische Entzündung ist sowohl eine Ursache als auch eine Folge von Insulinresistenz und Typ-2-Diabetes.

- Herzkrankheiten: Chronische Entzündungen können zur Entwicklung von Atherosklerose beitragen, bei der Arterien durch Fettablagerungen verstopft werden, was das Risiko von Herzinfarkten und Schlaganfällen erhöht.

Chronische Entzündung ist ein stiller und persistenter Zustand, der im Laufe der Zeit erhebliche Schäden am Körper verursachen kann. Im Gegensatz zur akuten Entzündung, die kurzlebig und lokalisiert ist, kann chronische Entzündung verschiedene Gewebe und Organe betreffen, was zu einer Vielzahl von Gesundheitsproblemen führt.

Folgen chronischer Entzündungen für die Gesundheit

Chronische Entzündung ist eine stille Bedrohung, die jahrelang im Körper bestehen kann und allmählich Schäden verursacht sowie zu einer Vielzahl ernsthafter Gesundheitszustände beiträgt. Das Verständnis der langfristigen Risiken, die mit chronischer Entzündung verbunden sind, ist entscheidend, um proaktive Maßnahmen zu ergreifen, die ihre Auswirkungen durch Ernährungs- und Lebensstiländerungen mildern.

Langfristige Gesundheitsrisiken

Chronische Entzündung, im Gegensatz zu ihrer akuten Form, heilt nicht schnell. Stattdessen verweilt sie und stört subtil die Körperfunktionen, was zu weit verbreiteten Gesundheitsproblemen führt. Zu den langfristigen Gesundheitsrisiken, die mit chronischer Entzündung verbunden sind, gehören:

- Gewebeschäden: Anhaltende Entzündungsreaktionen können dauerhafte Schäden an Geweben und Organen verursachen. Im Laufe der Zeit kann dieser Schaden ihre normale Funktion beeinträchtigen.

- Funktionsstörung des Immunsystems: Prolongierte Entzündungen können zu einem überaktiven oder geschwächten Immunsystem führen, wodurch der Körper anfälliger für Infektionen wird und weniger effektiv gegen Krankheitserreger kämpfen kann.

- Beschleunigtes Altern: Chronische Entzündung wurde mit beschleunigtem biologischen Altern in Verbindung gebracht, was Haut, Muskeln und sogar die Gehirnfunktion betrifft. Dieser Prozess wird manchmal als "*Inflammaging*" bezeichnet.

- Stoffwechselstörungen: Anhaltende Entzündungen können normale Stoffwechselprozesse stören und zu Insulinresistenz, Fettleibigkeit und anderen metabolischen Syndromen beitragen.

Krankheiten im Zusammenhang mit chronischer Entzündung

Die Auswirkungen chronischer Entzündung erstrecken sich auf eine Reihe von Krankheiten, von denen viele chronisch und schwächend sind. Zu den wichtigsten Krankheiten, die mit chronischer Entzündung in Verbindung stehen, gehören:

- Herz-Kreislauf-Erkrankungen: Chronische Entzündung spielt eine bedeutende Rolle bei der Entstehung von Atherosklerose, bei der die Arterien durch Ablagerungen verengt und verhärtet werden. Dieser Zustand erhöht das Risiko von Herzinfarkten und Schlaganfällen.

- Diabetes: Entzündung ist ein wesentlicher Faktor bei der Entwicklung von Insulinresistenz, die zu Typ-2-Diabetes führen kann. Sie trägt auch zu den Komplikationen im Zusammenhang mit Diabetes bei, wie Herz-Kreislauf-Erkrankungen und Nervenschäden.

- Arthritis: Rheumatoide Arthritis, eine Autoimmunerkrankung, ist durch chronische

Entzündung in den Gelenken gekennzeichnet. Diese Entzündung führt zu Schmerzen, Schwellungen und schließlich zur Zerstörung der Gelenke.

- Krebs: Anhaltende Entzündung kann ein Umfeld schaffen, das die Entwicklung und das Fortschreiten bestimmter Krebsarten unterstützt. Zum Beispiel steht chronische Entzündung im Darm im Zusammenhang mit Kolorektalkrebs, während Entzündung in der Leber zu Leberkrebs führen kann.

- Alzheimer-Krankheit: Neuroinflammation ist ein Kennzeichen der Alzheimer-Krankheit. Chronische Entzündung im Gehirn kann die Ansammlung von Amyloid-Plaques und Tau-Fibrillen verstärken und zu kognitiven Rückgang und Gedächtnisverlust beitragen.

- Chronische Atemwegserkrankungen: Erkrankungen wie Asthma und chronisch obstruktive Lungenerkrankung (COPD) sind mit chronischer Entzündung der Atemwege verbunden, was zu Atembeschwerden und einer verringerten Lungenfunktion führt.

Chronische Entzündung ist ein heimlicher Gegner, der langsam, aber sicher die Gesundheit untergräbt und den Weg für eine Vielzahl chronischer Krankheiten ebnet. Die Gefahren chronischer Entzündung zu erkennen, ist der erste Schritt, um sie effektiv anzugehen. Die gute Nachricht ist, dass Sie durch gezielte Ernährungs- und Lebensstiländerungen chronische Entzündungen und ihre damit verbundenen Gesundheitsrisiken erheblich reduzieren können.

Während wir zum nächsten Kapitel übergehen, werden wir untersuchen, wie die entzündungshemmende Ernährung funktioniert und warum sie so effektiv im Kampf gegen Entzündungen ist. Diese Ernährung geht nicht nur darum, bestimmte Lebensmittel zu vermeiden; es geht darum, einen ganzheitlichen Ansatz für die Ernährung zu verfolgen, der Ihre Gesundheit und Vitalität transformieren kann. Wie genau funktioniert diese Ernährung, und welche Grundsätze sollten Sie befolgen, um ihre Vorteile zu nutzen? Die Antworten darauf finden Sie im nächsten Kapitel: *"Die entzündungshemmende Ernährung erklärt."* Bleiben Sie dran, um die Geheimnisse zur Reduzierung von

Entzündungen und zur Verbesserung Ihres Wohlbefindens durch natürliche Lebensmittel und achtsame Essgewohnheiten zu entdecken.

Kapitel Zwei

Die Entzündungshemmend e Ernährung erklärt

Im vorherigen Kapitel haben wir die tiefgreifenden Auswirkungen chronischer Entzündungen auf die langfristige Gesundheit untersucht und die Bedeutung der Bewältigung dieser stillen Bedrohung hervorgehoben. Nun richten wir unsere Aufmerksamkeit auf ein kraftvolles Werkzeug im Kampf gegen chronische Entzündungen: die entzündungshemmende Ernährung. Dieses Kapitel bietet einen umfassenden Überblick über diese Ernährung, erläutert ihre Grundsätze, wichtige Lebensmittelkategorien und die Mechanismen, durch die sie Entzündungen reduziert.

Überblick über die Entzündungshemmende Ernährung

Die entzündungshemmende Ernährung ist ein diätetischer Ansatz, der den Verzehr von natürlichen, unverarbeiteten Lebensmitteln betont, um chronische Entzündungen zu bekämpfen und die allgemeine Gesundheit zu fördern. Diese Diät ist nicht nur ein vorübergehender Ernährungsplan, sondern eine langfristige Lebensstilentscheidung, die die Fähigkeit des Körpers unterstützt, zu heilen und optimal zu funktionieren. Durch die Integration spezifischer Lebensmittel, die für ihre entzündungshemmenden Eigenschaften bekannt sind, können Individuen das Risiko chronischer Krankheiten verringern und ihre Lebensqualität verbessern.

Definition und Zweck

Definition der entzündungshemmenden Ernährung:

Die entzündungshemmende Ernährung konzentriert sich auf Lebensmittel, die wissenschaftlich nachgewiesen Entzündungen im Körper reduzieren. Sie fördert den Verzehr einer Vielzahl nährstoffreicher, unverarbeiteter Lebensmittel und schränkt den Konsum von Lebensmitteln ein, die Entzündungen auslösen oder verschlimmern können. Die Diät ist reich an Antioxidantien, Vitaminen, Mineralstoffen, Ballaststoffen und gesunden Fetten, die alle zusammenarbeiten, um die natürliche Entzündungsreaktion des Körpers zu unterstützen.

Zweck der entzündungshemmenden Ernährung:

Der Hauptzweck der entzündungshemmenden Ernährung besteht darin, chronische Entzündungen zu reduzieren, die einen wesentlichen Beitrag zu vielen chronischen Krankheiten leisten. Durch die Befolgung dieser Diät können Individuen mehrere Gesundheitsvorteile erzielen:

1. Chronische Entzündungen reduzieren: Die Diät hilft, die Entzündungswerte im gesamten Körper zu senken und adressiert die Ursachen vieler chronischer Erkrankungen.

2. Herz-Kreislauf-Gesundheit fördern:
   Entzündungshemmende Lebensmittel unterstützen die
   Herzgesundheit, indem sie die Funktion der Blutgefäße
   verbessern und das Risiko von Herzkrankheiten
   verringern.

3. Gehirnfunktion verbessern: Nährstoffreiche
   Lebensmittel in der Diät unterstützen die kognitive
   Funktion und reduzieren das Risiko
   neurodegenerativer Erkrankungen.

4. Gelenkgesundheit verbessern: Durch die Reduzierung
   von Entzündungen kann die Diät Symptome von
   Arthritis und anderen gelenkbezogenen Problemen
   lindern.

5. Mentales Wohlbefinden unterstützen: Eine gesunde
   Ernährung, die reich an entzündungshemmenden
   Lebensmitteln ist, kann sich positiv auf die Stimmung
   und die psychische Gesundheit auswirken.

6. Immunsystem stärken: Die Diät stärkt das
   Immunsystem und macht es effizienter im Kampf
   gegen Infektionen und Krankheiten.

7. Energielevel erhöhen: Natürliche Energiequellen in der Diät können die allgemeine Vitalität steigern und Müdigkeit reduzieren.

Wesentliche Komponenten der entzündungshemmenden Ernährung:

- Obst und Gemüse: Diese sind das Fundament der Diät und liefern essentielle Nährstoffe und Antioxidantien. Beeren, Blattgemüse und Kreuzblütlergemüse werden besonders betont.

- Gesunde Fette: Quellen von Omega-3-Fettsäuren wie fetter Fisch, Leinsamen und Walnüsse sind entscheidend. Olivenöl und Avocados bieten zudem vorteilhafte einfach ungesättigte Fette.

- Vollkornprodukte: Vollkornprodukte wie brauner Reis, Quinoa und Hafer werden bevorzugt, da sie Ballaststoffe und essentielle Nährstoffe liefern.

- Mageres Eiweiß: Mageres Fleisch, Geflügel, Fisch, Bohnen und Hülsenfrüchte sind enthalten, da sie

Protein liefern, ohne die entzündungsfördernden Wirkungen von verarbeitetem Fleisch.

- Kräuter und Gewürze: Viele Kräuter und Gewürze wie Kurkuma, Ingwer und Knoblauch haben starke entzündungshemmende Eigenschaften und werden empfohlen.

- Nüsse und Samen: Diese sind hervorragende Quellen für gesunde Fette, Ballaststoffe und Eiweiß und tragen zu den entzündungshemmenden Effekten der Diät bei.

Lebensmittel, die vermieden werden sollten:

- Verarbeitete Lebensmittel: Stark verarbeitete Lebensmittel enthalten häufig Zusatzstoffe, Konservierungsmittel und ungesunde Fette, die Entzündungen auslösen können.

- Verfeinerte Zucker: Zuckrige Lebensmittel und Getränke können zu erhöhten Entzündungen führen und sollten eingeschränkt werden.

- Transfette: In vielen frittierten und verarbeiteten Lebensmitteln enthalten, sind Transfette bekannt dafür, Entzündungen zu fördern und sollten vermieden werden.

- Übermäßige Omega-6-Fettsäuren: Während Omega-6-Fettsäuren essenziell sind, kann ein Ungleichgewicht mit Omega-3-Fettsäuren zu erhöhten Entzündungen führen. Lebensmittel, die reich an Omega-6 sind, wie bestimmte Pflanzenöle, sollten in Maßen konsumiert werden.

Praktische Tipps zur Einführung der entzündungshemmenden Ernährung:

- Mahlzeiten um pflanzliche Lebensmittel planen: Obst und Gemüse sollten im Mittelpunkt Ihrer Mahlzeiten stehen.

- Gesunde Fette wählen: Integrieren Sie Quellen von Omega-3-Fettsäuren und einfach ungesättigten Fetten in Ihre Ernährung.

- Vollkornprodukte bevorzugen: Ersetzen Sie verfeinerte Körner durch Vollkornalternativen.

- Mageres Eiweiß einbeziehen: Fügen Sie eine Vielzahl von mageren Proteinquellen zu Ihren Mahlzeiten hinzu.

- Würzen Sie es: Verwenden Sie Kräuter und Gewürze, um den Geschmack zu verbessern und die entzündungshemmenden Vorteile zu steigern.

- Hydriert bleiben: Trinken Sie ausreichend Wasser, um die allgemeine Gesundheit und die Reduzierung von Entzündungen zu unterstützen.

Die entzündungshemmende Ernährung ist ein gut erforschter und ganzheitlicher Ansatz für die Ernährung, der darauf abzielt, chronische Entzündungen zu reduzieren und die langfristige Gesundheit zu fördern.

Wesentliche Prinzipien und Lebensmittelkategorien

Die entzündungshemmende Ernährung basiert auf mehreren grundlegenden Prinzipien, die die Nahrungsmittelauswahl und Essgewohnheiten leiten. Diese Prinzipien stellen sicher, dass die Ernährung sowohl effektiv bei der Reduzierung von Entzündungen als auch nachhaltig für die langfristige Gesundheit ist. In diesem Abschnitt werden diese Kernprinzipien im Detail untersucht und ein umfassender Überblick über die wichtigsten Lebensmittelgruppen gegeben, die das Fundament dieser Ernährung bilden.

Kernprinzipien der entzündungshemmenden Ernährung

1. **Fokus auf Vollwertkost:** Vollwertkost ist minimal verarbeitet und steht ihrer natürlichen Form am nächsten. Sie behält ihr vollständiges Nährstoffspektrum, das während der Verarbeitung oft verloren geht. Vollwertkost umfasst frisches Obst und Gemüse, Vollkornprodukte, mageres Eiweiß und gesunde Fette.

2. **Vielfalt an nährstoffreichen Lebensmitteln integrieren:** Eine vielfältige Ernährung stellt sicher, dass Sie ein breites Spektrum an Vitaminen, Mineralstoffen, Antioxidantien und anderen essentiellen Nährstoffen erhalten. Jede Lebensmittelart bietet einzigartige gesundheitliche Vorteile, und Vielfalt hilft, alle ernährungsphysiologischen Grundlagen abzudecken.

3. **Gleichgewicht von Omega-3- und Omega-6-Fettsäuren:** Während sowohl Omega-3- als auch Omega-6-Fettsäuren essentiell sind, kann ein Ungleichgewicht Entzündungen fördern. Die typische westliche Ernährung ist reich an Omega-6-Fettsäuren, die häufig in verarbeiteten Lebensmitteln und bestimmten Pflanzenölen vorkommen, und arm an Omega-3-Fettsäuren. Ein Gleichgewicht durch eine Erhöhung der Omega-3-Zufuhr kann helfen, Entzündungen zu reduzieren.

4. **Verarbeitete Lebensmittel und Zucker einschränken:** Verarbeitete Lebensmittel enthalten oft Zusatzstoffe, Konservierungsmittel und hohe Zuckermengen, die alle Entzündungen auslösen können. Die Einschränkung dieser Lebensmittel hilft, die entzündliche Belastung des Körpers zu reduzieren.

5. **Hydriert bleiben:** Eine ausreichende Flüssigkeitszufuhr ist entscheidend für die Aufrechterhaltung der allgemeinen Gesundheit und zur Unterstützung von Stoffwechselprozessen, die Entzündungen reduzieren.

Wasser hilft bei der Entfernung von Giftstoffen und unterstützt Zellfunktionen.

Wichtige Lebensmittelgruppen

Die entzündungshemmende Ernährung betont bestimmte Lebensmittelgruppen, die für ihre entzündungshemmenden Eigenschaften bekannt sind. Diese Gruppen umfassen Obst, Gemüse, Proteine, Fette und Getreide. Jede Gruppe trägt auf einzigartige Weise zur Reduzierung von Entzündungen und zur Förderung der Gesundheit bei.

1) Obst und Gemüse

Obst und Gemüse sind das Fundament der entzündungshemmenden Ernährung. Sie sind reich an Vitaminen, Mineralstoffen, Antioxidantien und Ballaststoffen. Diese Nährstoffe wirken synergistisch, um Entzündungen zu reduzieren und die allgemeine Gesundheit zu unterstützen.

- Beeren: Heidelbeeren, Erdbeeren und Himbeeren sind reich an Antioxidantien wie Anthocyanen, die helfen, oxidativen Stress und Entzündungen zu reduzieren.

- Blattgemüse: Spinat, Grünkohl und Mangold sind reich an den Vitaminen A, C und K sowie an Mineralstoffen wie Magnesium und Calcium, die alle entzündungshemmende Wirkungen haben.

- Kreuzblütler: Brokkoli, Blumenkohl, Rosenkohl und Kohl enthalten schwefelhaltige Verbindungen namens Glucosinolaten, die starke entzündungshemmende Eigenschaften besitzen.

- Sonstiges Gemüse: Karotten, Süßkartoffeln und Paprika sind reich an Beta-Carotin und anderen Antioxidantien, die Entzündungen bekämpfen.

- Obst: Äpfel, Orangen und Bananen liefern Vitamine, Ballaststoffe und Phytochemikalien, die die Immunfunktion unterstützen und Entzündungen reduzieren.

2) Proteine

Proteine sind essenziell für den Aufbau und die Reparatur von Geweben. Die entzündungshemmende Ernährung betont magere Proteinquellen und pflanzliche Proteine, die weniger wahrscheinlich Entzündungen fördern als rotes und verarbeitetes Fleisch.

- Fisch: Fettreiche Fische wie Lachs, Makrele und Sardinen sind ausgezeichnete Quellen für Omega-3-Fettsäuren, die starke entzündungshemmende Wirkungen haben.

- Geflügel: Hähnchen und Truthahn bieten mageres Eiweiß ohne die hohen Mengen an gesättigten Fetten, die in rotem Fleisch vorkommen.

- Hülsenfrüchte: Bohnen, Linsen und Kichererbsen sind reich an Eiweiß, Ballaststoffen und Phytochemikalien, die helfen, Entzündungen zu reduzieren.

- Nüsse und Samen: Mandeln, Walnüsse, Chiasamen und Leinsamen bieten pflanzliche Proteine und gesunde Fette, die entzündungshemmende Prozesse unterstützen.

3) Fette

Gesunde Fette sind ein entscheidender Bestandteil der entzündungshemmenden Ernährung. Sie liefern essentielle

Fettsäuren, die der Körper nicht selbst produzieren kann, und spielen eine Schlüsselrolle bei der Reduzierung von Entzündungen.

- Omega-3-Fettsäuren: Enthalten in fettreichem Fisch, Leinsamen, Chiasamen und Walnüssen, helfen Omega-3-Fettsäuren, die Produktion entzündlicher Moleküle zu reduzieren.

- Einfache ungesättigte Fette: Olivenöl, Avocados und Nüsse sind reich an einfach ungesättigten Fetten, die nachweislich Entzündungen reduzieren und die Herzgesundheit verbessern.

- Mehrfach ungesättigte Fette: Zu den Quellen gehören fettreicher Fisch, Leinsamen und bestimmte Pflanzenöle (in Maßen). Diese Fette liefern essentielle Fettsäuren, die helfen, Entzündungen zu regulieren.

4) Vollkornprodukte

Vollkornprodukte sind eine wichtige Quelle für Ballaststoffe, Vitamine und Mineralstoffe. Im Gegensatz zu raffinierten Körnern behalten Vollkornprodukte ihre nährstoffreichen

Kleie- und Keimschichten, die während der Verarbeitung entfernt werden.

- Vollkornreis: Liefert Ballaststoffe, B-Vitamine und Antioxidantien.

- Quinoa: Ein vollständiges Protein, das alle neun essentiellen Aminosäuren sowie Ballaststoffe und verschiedene Vitamine und Mineralstoffe enthält.

- Hafer: Hoch in löslichen Ballaststoffen, die helfen können, Entzündungen zu reduzieren und die Darmgesundheit zu verbessern.

- Vollkornweizen: Enthält Ballaststoffe, Eisen und mehrere B-Vitamine, die die allgemeine Gesundheit unterstützen und Entzündungen reduzieren.

Praktische Beispiele für entzündungshemmende Mahlzeiten

Um Ihnen ein besseres Verständnis dafür zu geben, wie Sie diese Prinzipien und Lebensmittelgruppen in Ihre täglichen Mahlzeiten integrieren können, finden Sie hier einige praktische Beispiele:

- Frühstück: Ein Smoothie aus Spinat, Heidelbeeren, Leinsamen und Mandelmilch oder eine Schüssel Haferbrei, garniert mit frischen Beeren und Walnüssen.

- Mittagessen: Ein Quinoasalat mit gemischtem Grün, Cherrytomaten, Gurken und gegrilltem Lachs, beträufelt mit Olivenöl und Zitronensaft.

- Abendessen: Gegrillte Hähnchenbrust, serviert mit gedämpftem Brokkoli und Süßkartoffelspalten, leicht beträufelt mit Olivenöl.

- Snacks: Frisches Obst, eine Handvoll Mandeln oder Karottensticks mit Hummus.

Indem Sie sich auf die grundlegenden Prinzipien konzentrieren, eine Vielzahl von Vollwertkost konsumieren, die Fettsäuren ausbalancieren und hydratisiert bleiben, können Sie chronische Entzündungen erheblich reduzieren und die langfristige Gesundheit fördern.

Wie die entzündungshemmende Ernährung funktioniert um Entzündungen zu reduzieren

Die entzündungshemmende Ernährung wirkt durch eine Vielzahl von Mechanismen, die gemeinsam Entzündungen reduzieren und die allgemeine Gesundheit unterstützen. Indem Sie verstehen, wie diese Ernährung funktioniert, können Sie informierte Entscheidungen treffen, die ihre Vorteile optimieren. Dieser Abschnitt wird die Wirkmechanismen untersuchen und einen Vergleich mit anderen beliebten Diäten anstellen, um die einzigartigen Vorteile des entzündungshemmenden Ansatzes hervorzuheben.

Wirkmechanismen

Die entzündungshemmende Ernährung reduziert Entzündungen durch mehrere wesentliche Mechanismen:

1) Antioxidantienreiche Lebensmittel:

- Neutralisierung freier Radikale: Antioxidantien, die in Obst und Gemüse vorkommen, wie die Vitamine C und E, Flavonoide und Polyphenole, neutralisieren freie Radikale. Diese instabilen Moleküle können Zellen schädigen und Entzündungen fördern. Durch den Verzehr von antioxidantienreichen Lebensmitteln schützen Sie Ihre Zellen vor oxidativem Stress und reduzieren Entzündungen.

- Beispiel: Beeren, insbesondere Blaubeeren, sind reich an Antioxidantien, die freie Radikale bekämpfen und entzündungsfördernde Marker senken.

2) Entzündungshemmende Nährstoffe:

- Omega-3-Fettsäuren: Diese essenziellen Fette, die in fettem Fisch, Leinsamen und Walnüssen vorkommen, hemmen die Produktion von entzündungsfördernden Zytokinen und Eicosanoiden. Omega-3-Fettsäuren fördern auch die Produktion von

entzündungshemmenden Molekülen wie Resolvinen
und Protectinen.

- Beispiel: Lachs, der reich an Omega-3-Fettsäuren ist,
  hilft, Entzündungen zu reduzieren und unterstützt die
  Herzgesundheit.

- Polyphenole: Diese Verbindungen, die in einer
  Vielzahl von pflanzlichen Lebensmitteln vorkommen,
  haben starke entzündungshemmende Wirkungen. Sie
  modulieren die Expression entzündungsfördernder
  Gene und Enzyme.

- Beispiel: Grüner Tee enthält Polyphenole wie
  Epigallocatechingallat (EGCG), die Entzündungen
  und oxidativen Stress reduzieren.

3) **Ballaststoffe und Darmgesundheit:**

- Unterstützung des Mikrobioms: Ballaststoffe aus
  Vollkornprodukten, Obst und Gemüse nähren
  nützliche Darmbakterien und fördern ein gesundes
  Mikrobiom. Ein ausgewogenes Mikrobiom produziert

kurzkettige Fettsäuren (SCFAs), die entzündungshemmende Eigenschaften haben.

- Beispiel: Hafer ist reich an löslichen Ballaststoffen, die die Darmgesundheit unterstützen und Entzündungen reduzieren.

- Reduzierung von Toxinen: Ballaststoffe helfen, Toxine aus dem Körper zu binden und zu eliminieren, wodurch die allgemeine entzündliche Belastung verringert wird.

- Beispiel: Äpfel enthalten Pektin, eine Art von löslichen Ballaststoffen, die das Verdauungssystem entgiften helfen.

4) **Ausgewogenes Verhältnis von Fettsäuren:**

- Balance zwischen Omega-6- und Omega-3-Fettsäuren: Die typische westliche Ernährung ist reich an Omega-6-Fettsäuren, die Entzündungen fördern können, wenn sie im Übermaß konsumiert werden. Die entzündungshemmende Ernährung fördert eine ausgewogene Aufnahme von Omega-6- und Omega-3-

Fettsäuren, um die entzündliche Reaktion des Körpers zu modulieren.

- Beispiel: Reduzierung des Gebrauchs von pflanzlichen Ölen, die reich an Omega-6-Fettsäuren sind, wie z. B. Maisöl, und Erhöhung der Aufnahme von omega-3-reichen Lebensmitteln wie Chiasamen.

5) Reduzierte Aufnahme entzündungsfördernder Lebensmittel:

- Einschränkung von verarbeiteten Lebensmitteln und Zucker: Verarbeitete Lebensmittel enthalten oft Transfette, raffinierte Zucker und Zusatzstoffe, die Entzündungen auslösen können. Durch die Minimierung dieser Lebensmittel verringert die Ernährung die allgemeine entzündliche Belastung.

- Beispiel: Vermeidung von zuckerhaltigen Snacks und Wahl von frischem Obst als natürliche Süßungsquelle.

- Minimierung raffinierter Kohlenhydrate: Raffinierte Kohlenhydrate können den Blutzuckerspiegel erhöhen und Entzündungen fördern. Die Wahl von

Vollkornprodukten hilft, einen stabilen Blutzuckerspiegel aufrechtzuerhalten und Entzündungen zu reduzieren.

- Beispiel: Austausch von Weißbrot gegen Vollkornbrot, um Blutzuckerspitzen zu vermeiden.

Vergleich mit anderen Diäten

Um die einzigartigen Vorteile der entzündungshemmenden Ernährung besser zu verstehen, ist es hilfreich, sie mit anderen beliebten Ernährungsansätzen zu vergleichen.

1) Mediterrane Ernährung:

- Ähnlichkeiten: Beide Diäten betonen Vollwertkost, gesunde Fette (insbesondere Olivenöl) und eine hohe Aufnahme von Obst und Gemüse. Sie fördern auch den Fischkonsum und schränken verarbeitete Lebensmittel ein.

- Unterschiede: Die entzündungshemmende Ernährung legt einen stärkeren Fokus auf spezifische entzündungshemmende Nährstoffe wie Omega-3-Fettsäuren und Polyphenole. Sie bietet auch detailliertere Anleitungen zur Balance von Omega-6- und Omega-3-Fettsäuren.

2) Ketogene Ernährung:

- Ähnlichkeiten: Beide Diäten können gesunde Fette beinhalten und verarbeitete Lebensmittel sowie Zucker vermeiden.

- Unterschiede: Die ketogene Ernährung ist reich an Fetten und sehr arm an Kohlenhydraten, was zu einem anderen Stoffwechselzustand (Ketose) führen kann. Während sie bei einigen Personen Entzündungen reduzieren kann, konzentriert sie sich nicht auf die Vielfalt und das Gleichgewicht entzündungshemmender Lebensmittel, wie es die entzündungshemmende Ernährung tut.

3) Paleo-Diät:

- Ähnlichkeiten: Beide Diäten betonen unverarbeitete, natürliche Lebensmittel und eine hohe Aufnahme von Obst, Gemüse und mageren Proteinen.

- Unterschiede: Die Paleo-Diät schließt Getreide, Hülsenfrüchte und Milchprodukte aus, die in der entzündungshemmenden Ernährung wegen ihrer Ballaststoffe, Vitamine und Mineralien enthalten sind. Die entzündungshemmende Ernährung legt auch mehr Wert auf spezifische entzündungshemmende Nährstoffe und das Gleichgewicht der Fettsäuren.

4) Vegane Ernährung:

- Ähnlichkeiten: Beide Diäten fördern eine hohe Aufnahme von Obst, Gemüse und Vollkornprodukten. Sie vermeiden auch verarbeitete Lebensmittel und Zucker.

- Unterschiede: Die vegane Ernährung schließt alle tierischen Produkte aus, während die entzündungshemmende Ernährung magere Proteine aus pflanzlichen und tierischen Quellen, insbesondere fettem Fisch, der reich an Omega-3-Fettsäuren ist, umfasst. Die entzündungshemmende Ernährung konzentriert sich auch stärker auf die spezifischen entzündungshemmenden Eigenschaften bestimmter Lebensmittel.

Durch die Betonung von Vollwertkost und die Vermeidung von verarbeiteten und entzündungsfördernden Lebensmitteln reduziert diese Ernährung nicht nur chronische Entzündungen, sondern unterstützt auch die allgemeine Gesundheit und das Wohlbefinden.

Wenn wir zu Kapitel 3 übergehen, werden wir die Vielzahl der Vorteile der entzündungshemmenden Ernährung näher beleuchten. Von der Verbesserung der Herz-Kreislauf-Gesundheit und der Gehirnfunktion bis hin zur Förderung der Gelenkgesundheit und des psychischen Wohlbefindens werden Sie entdecken, wie dieser Ernährungsansatz Ihr Leben verändern kann. Bleiben Sie dran, um die tiefgreifenden gesundheitlichen Vorteile zu entdecken, die Sie auf diesem Weg zu einem gesünderen, vitaleren Ich erwarten.

Kapitel Drei
Vorteile einer entzündungshemmend en Ernährung

Im Anschluss an unsere eingehende Untersuchung, wie die entzündungshemmende Ernährung dazu beiträgt, Entzündungen zu reduzieren, richten wir nun unsere Aufmerksamkeit auf die greifbaren Vorteile, die dieser Ernährungsansatz bieten kann. Durch die Annahme der in Kapitel 2 beschriebenen Prinzipien und Lebensmittelkategorien können Sie erhebliche Verbesserungen in verschiedenen Aspekten Ihrer Gesundheit erleben. Dieses Kapitel wird die spezifischen Vorteile der Einführung einer entzündungshemmenden Ernährung beleuchten und evidenzbasierte Einblicke geben, wie diese Ernährungsänderungen Ihr Wohlbefinden transformieren können.

Gesundheitliche Vorteile: Herz-Kreislauf-Gesundheit, Gehirnfunktion und Gelenkgesundheit

Die Annahme einer entzündungshemmenden Ernährung bietet eine Vielzahl von gesundheitlichen Vorteilen, die verschiedene Körpersysteme betreffen. In diesem Abschnitt werden die spezifischen Vorteile dieser Ernährung für die Herz-Kreislauf-Gesundheit, die Gehirnfunktion und die Gelenkgesundheit untersucht, wobei hervorgehoben wird, wie medizinische Strategien durch Ernährungsentscheidungen optimiert werden können.

Herz-Kreislauf-Gesundheit

I) Reduktion des Risikos für Herzkrankheiten:

Chronische Entzündungen sind ein wesentlicher Faktor für die Entwicklung von Herzkrankheiten. Die entzündungshemmende Ernährung bekämpft dies durch:

- Reduzierung der Plaquebildung: Omega-3-Fettsäuren, die in fettem Fisch wie Lachs und Makrele vorkommen, helfen, die Bildung von arteriellen Plaques zu verhindern, indem sie Entzündungen reduzieren und die Triglyceridspiegel senken. Diese gesunden Fette verhindern auch die Aggregation von Thrombozyten, die zur Bildung von Blutgerinnseln führen kann.

- Verbesserung der Endothelfunktion: Das Endothel ist die innere Auskleidung der Blutgefäße, und seine Dysfunktion ist ein Vorläufer der Atherosklerose. Lebensmittel, die reich an Antioxidantien sind, wie Beeren und Blattgemüse, verbessern die Endothelfunktion, indem sie oxidativen Stress und Entzündungen reduzieren.

- Senkung des Blutdrucks: Bluthochdruck ist ein Risikofaktor für Herzkrankheiten. Die entzündungshemmende Ernährung umfasst kaliumreiche Lebensmittel wie Bananen, Süßkartoffeln und Spinat, die helfen, den Blutdruck zu regulieren, indem sie die Natriumwerte ausgleichen und die Gefäßfunktion verbessern.

2) Verbesserte Blutfettwerte:

Die Ernährung unterstützt die Herzgesundheit durch die Verbesserung der Lipidprofile:

- Erhöhung des HDL-Cholesterins: HDL (High-Density-Lipoprotein) Cholesterin wird als *"gutes"* Cholesterin bezeichnet, da es hilft, überschüssiges Cholesterin aus dem Blutkreislauf zu entfernen. Olivenöl und Avocados sind reich an einfach ungesättigten Fetten, die die HDL-Werte erhöhen.

- Senkung des LDL-Cholesterins und der Triglyceride: LDL (Low-Density-Lipoprotein) Cholesterin und Triglyceride tragen zur Plaquebildung in den Arterien bei. Vollkornprodukte, Nüsse und Samen helfen, LDL-Cholesterin und Triglyceride durch ihren hohen Ballaststoffgehalt und gesunde Fette zu senken.

3) Entzündungshemmende Lebensmittel für die Herzgesundheit:

- Fetter Fisch: Liefert Omega-3-Fettsäuren, die Entzündungen reduzieren und das Risiko von Herzkrankheiten senken.

- Nüsse und Samen: Reich an gesunden Fetten, Ballaststoffen und Antioxidantien, die die Herz-Kreislauf-Gesundheit unterstützen.

- Olivenöl: Enthält einfach ungesättigte Fette und Polyphenole, die die Lipidprofile verbessern und Entzündungen reduzieren.

- Beeren: Vollgepackt mit Antioxidantien, die die Blutgefäße schützen und oxidativen Stress reduzieren.

Gehirnfunktion

I) Verbesserte kognitive Funktion:

Das Gehirn ist besonders anfällig für oxidativen Stress und Entzündungen, die die kognitive Funktion beeinträchtigen können. Die entzündungshemmende Ernährung unterstützt die Gehirngesundheit durch:

- Omega-3-Fettsäuren: DHA (Docosahexaensäure) und EPA (Eicosapentaensäure), die in fettem Fisch vorkommen, sind entscheidend für die Gehirnstruktur und -funktion. Sie unterstützen die synaptische

Plastizität, die für Lernen und Gedächtnis unerlässlich ist.

- Antioxidantien: Vitamine C und E, die in Obst und Gemüse vorkommen, schützen die Gehirnzellen vor oxidativem Schaden. Polyphenole in Lebensmitteln wie grünem Tee und dunkler Schokolade verbessern die kognitive Funktion, indem sie die Durchblutung des Gehirns fördern und Entzündungen reduzieren.

2) Reduziertes Risiko für neurodegenerative Erkrankungen:

Chronische Entzündungen im Gehirn stehen im Zusammenhang mit Erkrankungen wie Alzheimer und Parkinson. Entzündungshemmende Lebensmittel helfen, dieses Risiko zu mindern:

- Kurkuma: Enthält Curcumin, eine starke entzündungshemmende Verbindung, die die Blut-Hirn-Schranke überwindet und die Bildung von Amyloid-Plaques, die mit Alzheimer in Verbindung stehen, reduziert.

- Beeren: Reich an Flavonoiden, die die Gehirnfunktion verbessern und den kognitiven Rückgang verlangsamen, indem sie Neuronen vor Schäden schützen.

3) **Stabilisierung der Stimmung:**

Die psychische Gesundheit ist eng mit der Ernährung verbunden. Die entzündungshemmende Ernährung kann helfen, die Stimmung zu stabilisieren und Symptome von Depressionen und Angstzuständen zu reduzieren:

- Folat: In Blattgemüse enthalten, ist Folat entscheidend für die Synthese von Neurotransmittern und die Regulierung der Stimmung.

- Magnesium: In Nüssen, Samen und Vollkornprodukten enthalten, hat Magnesium eine beruhigende Wirkung auf das Nervensystem und hilft, Symptome von Angstzuständen zu reduzieren.

4) Entzündungshemmende Lebensmittel für die Gehirngesundheit:

- Fetter Fisch: Liefert essentielle Omega-3-Fettsäuren für die Gehirnfunktion.

- Blattgemüse: Reich an Folat und Antioxidantien, die die kognitive Gesundheit unterstützen.

- Beeren: Bieten Flavonoide, die die Gehirnzellen schützen und das Gedächtnis verbessern.

- Kurkuma: Enthält Curcumin, das die Gehirnentzündung reduziert und vor neurodegenerativen Erkrankungen schützt.

Gelenkgesundheit

I) Linderung von Arthritis-Symptomen:

Arthritis ist eine häufige entzündliche Erkrankung, die die Gelenke betrifft. Die entzündungshemmende Ernährung hilft, die Symptome von Arthritis zu managen und zu reduzieren durch:

- Reduzierung der Gelenkentzündung: Omega-3-Fettsäuren in fettem Fisch reduzieren die Produktion von entzündlichen Zytokinen und Prostaglandinen, die zur Gelenkentzündung und -schmerzen beitragen.

- Bereitstellung von Antioxidantien: Antioxidantien in Obst und Gemüse neutralisieren freie Radikale, die oxidativen Stress und Schäden an Gelenkgeweben verursachen.

2) Verbesserte Mobilität:

Der regelmäßige Verzehr von entzündungshemmenden Lebensmitteln hilft, die Gelenkflexibilität zu erhalten und Steifheit zu reduzieren:

- Ballaststoffe: Vollkornprodukte, Obst und Gemüse liefern Ballaststoffe, die die Darmgesundheit unterstützen und systemische Entzündungen reduzieren, was indirekt der Gelenkgesundheit zugutekommt.

- Polyphenole: In grünem Tee, Beeren und Olivenöl enthalten, haben Polyphenole entzündungshemmende

Eigenschaften, die das Gelenkgewebe schützen und die Mobilität verbessern.

3) **Entzündungshemmende Lebensmittel für die Gelenkgesundheit:**

- Fetter Fisch: Reich an Omega-3-Fettsäuren, die die Gelenkentzündung reduzieren.

- Beeren: Bieten Antioxidantien, die das Gelenkgewebe schützen.

- Blattgemüse: Enthält Vitamine und Mineralien, die die Gelenkgesundheit unterstützen.

- Olivenöl: Bietet Polyphenole und gesunde Fette, die Entzündungen reduzieren und die Gelenkfunktion verbessern.

Durch die Einbeziehung einer Vielzahl von Vollwertkost, die reich an Omega-3-Fettsäuren, Antioxidantien und Ballaststoffen ist, reduziert dieser Ernährungsansatz nicht nur Entzündungen, sondern unterstützt auch die allgemeine Gesundheit und das Wohlbefinden.

Zusammenhang mit chronischen Krankheiten (z. B. Arthritis, Diabetes)

Chronische Krankheiten wie Arthritis und Diabetes sind eng mit anhaltenden Entzündungen im Körper verbunden. Die entzündungshemmende Ernährung spielt eine entscheidende Rolle bei der Behandlung und möglicherweise auch der Vorbeugung dieser Erkrankungen, indem sie die zugrunde liegenden entzündlichen Prozesse anspricht. In diesem Abschnitt werden wir untersuchen, wie die Vorteile einer entzündungshemmenden Ernährung zur Behandlung chronischer Krankheiten und zur Verbesserung der allgemeinen Gesundheit beitragen.

Arthritis

I) Verständnis von Arthritis und Entzündung:

Arthritis umfasst eine Reihe von entzündlichen Gelenkerkrankungen, wobei rheumatoide Arthritis (RA) und Osteoarthritis (OA) die häufigsten sind. RA ist eine

Autoimmunerkrankung, bei der das Immunsystem das Gelenkgewebe angreift, was zu Entzündungen, Schmerzen und Schwellungen führt. OA beinhaltet die Degeneration des Gelenkknorpels und des Knochens, was zu Schmerzen und Steifheit führt.

2) Entzündungshemmende Ernährung und Arthritis:

Die entzündungshemmende Ernährung hilft, Arthritis durch mehrere Mechanismen zu behandeln:

- Reduzierung der Gelenkentzündung: Omega-3-Fettsäuren, die in fettem Fisch wie Lachs und Makrele vorkommen, verringern die Produktion von entzündlichen Zytokinen und Prostaglandinen, die an der Entzündungsreaktion bei Arthritis beteiligt sind.

- Bereitstellung von Antioxidantien: Antioxidantien in Obst und Gemüse, wie die Vitamine C und E, neutralisieren freie Radikale, die oxidativen Stress und Gelenkschäden verursachen. Beeren, Blattgemüse und Kreuzblütler sind besonders vorteilhaft.

- Unterstützung der Darmgesundheit: Ein gesundes Mikrobiom im Darm ist mit einer reduzierten systemischen Entzündung verbunden. Ballaststoffreiche Lebensmittel wie Vollkornprodukte, Obst und Gemüse unterstützen nützliche Darmbakterien, die wiederum Entzündungen reduzieren.

3) **Spezifische entzündungshemmende Lebensmittel für Arthritis:**

- Fetter Fisch: Reich an Omega-3-Fettsäuren, die Entzündungen und Gelenkschmerzen reduzieren.

- Beeren: Hoch an Antioxidantien, die die Gelenke vor oxidativen Schäden schützen.

- Kurkuma: Enthält Curcumin, das starke entzündungshemmende Eigenschaften hat und die Symptome von Arthritis lindern kann.

- Blattgemüse: Liefert Vitamine und Mineralien, die die Gelenkgesundheit unterstützen und Entzündungen reduzieren.

Diabetes

1) **Verständnis von Diabetes und Entzündung:**

Typ-2-Diabetes ist durch Insulinresistenz und hohe Blutzuckerwerte gekennzeichnet. Chronische Entzündung spielt eine Schlüsselrolle bei der Entwicklung und dem Fortschreiten von Insulinresistenz und Diabetes. Entzündungsmarker wie das C-reaktive Protein (CRP) sind bei Menschen mit Diabetes häufig erhöht.

2) Entzündungshemmende Ernährung und Diabetes:

Die entzündungshemmende Ernährung hilft, Diabetes durch folgende Mechanismen zu behandeln:

- Verbesserung der Insulinempfindlichkeit: Omega-3-Fettsäuren und Polyphenole verbessern die Insulinempfindlichkeit, indem sie die Entzündung in insulinempfindlichen Geweben reduzieren. Dies hilft den Zellen, besser auf Insulin zu reagieren, was die Blutzuckerwerte senkt.

- Regulierung der Blutzuckerwerte: Lebensmittel mit einem niedrigen glykämischen Index, wie Vollkornprodukte, Hülsenfrüchte und nicht-stärkehaltiges Gemüse, helfen, stabile Blutzuckerwerte aufrechtzuerhalten und verhindern Spitzen und Abstürze, die Diabetes verschlimmern können.

- Reduzierung von oxidativem Stress: Antioxidantien in Obst, Gemüse und Nüssen reduzieren oxidativen Stress, der Zellen schädigen und zur Insulinresistenz beitragen kann.

3) Spezifische entzündungshemmende Lebensmittel für Diabetes:

- Vollkornprodukte: Brauner Reis, Quinoa und Hafer liefern Ballaststoffe, die helfen, die Blutzuckerwerte zu regulieren.

- Fetter Fisch: Omega-3-Fettsäuren verbessern die Insulinempfindlichkeit und reduzieren Entzündungen.

- Blattgemüse: Kalorienarm und nährstoffreich, helfen sie, die Blutzuckerstabilität aufrechtzuerhalten.

- Nüsse und Samen: Liefern gesunde Fette und Ballaststoffe, die die Stoffwechselgesundheit unterstützen.

Wie die Ernährung bei der Bewältigung chronischer Erkrankungen hilft

Die entzündungshemmende Ernährung hilft, chronische Erkrankungen zu bewältigen, indem sie die Ursachen von Entzündungen anspricht und dem Körper die Nährstoffe bereitstellt, die für eine optimale Gesundheit erforderlich sind. So funktioniert es:

1) Reduzierung der systemischen Entzündung:

Durch den Fokus auf entzündungshemmende Lebensmittel senkt die Ernährung die allgemeine Entzündung im Körper. Diese Reduzierung der systemischen Entzündung ist entscheidend für die Behandlung chronischer Erkrankungen wie Arthritis und Diabetes, bei denen Entzündungen eine zentrale Rolle im Krankheitsverlauf spielen.

2) Verbesserung der Immunfunktion:

Eine gesunde Ernährung unterstützt das Immunsystem und macht es effizienter bei der Regulierung entzündlicher Reaktionen. Dies ist besonders wichtig für Autoimmunerkrankungen wie rheumatoide Arthritis, bei denen ein überaktives Immunsystem das Gewebe des Körpers angreift.

3) Unterstützung der Stoffwechselgesundheit:

Die entzündungshemmende Ernährung verbessert die Stoffwechselgesundheit, indem sie die Blutzuckerwerte reguliert und die Insulinempfindlichkeit verbessert. Dies ist entscheidend für die Behandlung von Diabetes und zur Verhinderung seiner Komplikationen.

4) Förderung des Gewichtsmanagements:

Übergewicht ist ein wesentlicher Risikofaktor sowohl für Arthritis als auch für Diabetes, da es zu erhöhten Entzündungen und Belastungen der Körpersysteme beiträgt. Die entzündungshemmende Ernährung fördert das Gewichtsmanagement durch den Verzehr von nährstoffreichen, kalorienarmen Lebensmitteln, die das Sättigungsgefühl unterstützen und Überessen verhindern.

5) Schutz vor oxidativem Stress:

Antioxidantien in der Ernährung neutralisieren freie Radikale, reduzieren oxidativen Stress und schützen die Zellen vor Schäden. Dies ist entscheidend, um die

Zellschäden zu verhindern, die zu chronischen Krankheiten beitragen.

Praktische Tipps zur Bewältigung chronischer Erkrankungen mit einer entzündungshemmenden Ernährung

Um chronische Erkrankungen wie Arthritis und Diabetes effektiv zu bewältigen, sollten Sie die folgenden praktischen Tipps beachten:

- Vielfalt an entzündungshemmenden Lebensmitteln einbeziehen: Stellen Sie sicher, dass Ihre Ernährung eine breite Palette an Obst, Gemüse, Vollkornprodukten, mageren Proteinen und gesunden Fetten umfasst, um die entzündungshemmenden Vorteile zu maximieren.

- Blutzuckerwerte überwachen: Für Diabetiker ist es wichtig, sich auf Lebensmittel mit einem niedrigen glykämischen Index zu konzentrieren und die Blutzuckerwerte regelmäßig zu überwachen, um Stabilität aufrechtzuerhalten.

- Hydriert bleiben: Trinken Sie ausreichend Wasser, um die allgemeine Gesundheit zu unterstützen und Entzündungen zu reduzieren.

- Regelmäßig Sport treiben: Kombinieren Sie die entzündungshemmende Ernährung mit regelmäßiger körperlicher Aktivität, um deren Vorteile zu verstärken und die Gelenk- und Stoffwechselgesundheit zu unterstützen.

- Entzündungsfördernde Auslöser vermeiden: Reduzieren oder vermeiden Sie verarbeitete Lebensmittel, zuckerhaltige Getränke und Transfette, die Entzündungen auslösen und chronische Erkrankungen verschlimmern können.

Durch den Fokus auf ganze, nährstoffreiche Lebensmittel reduziert diese Ernährung nicht nur Entzündungen, sondern unterstützt auch die allgemeine Gesundheit und das Wohlbefinden.

Einfluss auf die psychische Gesundheit und Stimmung

Die entzündungshemmende Ernährung ist nicht nur vorteilhaft für die körperliche Gesundheit, sondern spielt auch eine bedeutende Rolle bei der Verbesserung der psychischen Gesundheit und Stimmung. Durch den Fokus auf natürliche, nährstoffreiche Lebensmittel kann dieser Ernährungsansatz helfen, Symptome von Depressionen und Angstzuständen zu reduzieren, die kognitive Funktion zu verbessern und die Stimmung zu stabilisieren. Dieser Abschnitt untersucht die psychologischen Vorteile der entzündungshemmenden Ernährung und deren Auswirkungen auf Stress- und Angstniveaus.

Psychologische Vorteile

1) Verbesserte kognitive Funktion:

Das Gehirn ist äußerst anfällig für Entzündungen und oxidativen Stress, die beide die kognitive Funktion beeinträchtigen und zu psychischen Erkrankungen beitragen können. Die entzündungshemmende Ernährung unterstützt die Gesundheit des Gehirns durch:

- Omega-3-Fettsäuren: Diese essentiellen Fette, insbesondere DHA (Docosahexaensäure) und EPA (Eicosapentaensäure), die in fettem Fisch wie Lachs und Makrele vorkommen, sind entscheidend für die Erhaltung der Struktur und Funktion von

Gehirnzellen. Sie fördern die synaptische Plastizität, die für Lernen und Gedächtnis unerlässlich ist, und schützen vor kognitivem Verfall.

- Antioxidantien: Vitamine C und E sowie Polyphenole, die in Obst und Gemüse vorkommen, schützen die Gehirnzellen vor oxidativen Schäden. Diese Antioxidantien verbessern die Durchblutung des Gehirns, steigern die kognitive Leistung und reduzieren das Risiko neurodegenerativer Erkrankungen.

- B-Vitamine: B-Vitamine, insbesondere B6, B12 und Folsäure, spielen eine wesentliche Rolle für die Gesundheit des Gehirns. Sie unterstützen die Synthese von Neurotransmittern, die für die Regulierung der Stimmung und die kognitive Funktion wichtig sind. Blattgemüse, Hülsenfrüchte und Vollkornprodukte sind hervorragende Quellen für B-Vitamine.

2) Verbesserte Stimmungskontrolle:

Die Ernährung hat einen erheblichen Einfluss auf die Stimmung und das emotionale Wohlbefinden. Die entzündungshemmende Ernährung kann helfen, die

Stimmung zu stabilisieren und Symptome von Depressionen und Angstzuständen zu reduzieren durch:

- Serotoninproduktion: Serotonin ist ein Neurotransmitter, der die Stimmung, den Appetit und den Schlaf reguliert. Lebensmittel, die reich an Tryptophan, einer Aminosäure, die Vorstufe von Serotonin ist, wie Pute, Nüsse und Samen, können die Serotoninspiegel erhöhen und die Stimmung verbessern.

- Folsäure und Depression: Niedrige Folsäurespiegel wurden mit Depressionen in Verbindung gebracht. Folsäure, die in großen Mengen in Blattgemüse, Hülsenfrüchten und angereicherten Getreideprodukten vorkommt, ist entscheidend für die Produktion von Neurotransmittern, die die Stimmung regulieren.

- Magnesium: Magnesium hat eine beruhigende Wirkung auf das Nervensystem und kann Symptome von Angst und Depression reduzieren. Nüsse, Samen und Vollkornprodukte sind gute Magnesiumquellen.

Reduzierung von Stress- und Angstniveaus

I) Entzündungshemmende Nährstoffe:

Chronische Entzündungen sind mit erhöhten Stress- und Angstniveaus verbunden. Die entzündungshemmende Ernährung hilft, diese Bedingungen zu managen durch:

- Omega-3-Fettsäuren: Diese Fette reduzieren die Produktion von pro-inflammatorischen Zytokinen, die mit Stress und Angst in Verbindung stehen. Studien haben gezeigt, dass Omega-3-Supplementierung die Symptome von Angstzuständen erheblich reduzieren kann.

- Antioxidantien: Durch die Reduzierung von oxidativem Stress verbessern Antioxidantien die allgemeine Gesundheit des Gehirns und verringern die Auswirkungen von Stress auf den Körper. Beeren, dunkle Schokolade und grüner Tee sind reich an Antioxidantien, die das psychische Wohlbefinden unterstützen.

- Polyphenole: Polyphenole, die in Lebensmitteln wie Beeren, grünem Tee und dunkler Schokolade

vorkommen, haben gezeigt, dass sie Stress- und
Angstniveaus durch Modulation der Gehirnchemie
und Reduzierung von Entzündungen senken.

2) Stabile Blutzuckerspiegel:

Schwankungen des Blutzuckers können die Stimmung und
Stressniveaus beeinflussen. Die entzündungshemmende
Ernährung hilft, stabile Blutzuckerspiegel aufrechtzuerhalten,
was wiederum Stress und Angst reduziert:

- Lebensmittel mit niedrigem glykämischen Index:
  Vollkornprodukte, Hülsenfrüchte und nicht-
  stärkehaltiges Gemüse haben einen niedrigen
  glykämischen Index und helfen, stabile
  Blutzuckerspiegel aufrechtzuerhalten. Dies verhindert
  Stimmungsschwankungen und Reizbarkeit, die mit
  Blutzuckerspitzen und -abfällen verbunden sind.

- Ausgewogene Mahlzeiten: Die Kombination von
  Protein, gesunden Fetten und Ballaststoffen in den
  Mahlzeiten verlangsamt die Zuckeraufnahme ins Blut,
  verhindert Blutzuckerspitzen und fördert eine
  gleichmäßige Energieversorgung des Gehirns.

3) Darm-Hirn-Achse:

Die Darm-Hirn-Achse ist die bidirektionale Kommunikation zwischen dem Darm und dem Gehirn. Ein gesundes Mikrobiom im Darm ist entscheidend für die psychische Gesundheit, und die entzündungshemmende Ernährung unterstützt diese Verbindung durch:

- Probiotische Lebensmittel: Lebensmittel wie Joghurt, Kefir und fermentiertes Gemüse führen nützliche Bakterien in den Darm ein, die die Stimmung verbessern und Angstzustände reduzieren können.

- Präbiotische Lebensmittel: Lebensmittel, die reich an Ballaststoffen sind, wie Obst, Gemüse und Vollkornprodukte, ernähren die nützlichen Bakterien im Darm und fördern ein gesundes Mikrobiom. Ein ausgewogenes Mikrobiom produziert Neurotransmitter und andere Verbindungen, die sich positiv auf die Stimmung und Stressniveaus auswirken.

Während wir unsere Reise fortsetzen, wird das nächste Kapitel die wesentlichen Lebensmittel zur Reduzierung von Entzündungen näher beleuchten. Sie werden spezifische

Lebensmittel entdecken, die Sie in Ihre Ernährung aufnehmen können, um diese Vorteile für die psychische Gesundheit zu maximieren, und lernen, wie Sie sie in Ihre täglichen Mahlzeiten integrieren können. Bleiben Sie dran, um die kraftvollen Lebensmittel zu entdecken, die Ihnen helfen können, ein gesünderes, energiegeladenes Leben durch die entzündungshemmende Ernährung zu erreichen.

Kapitel Vier

Wesentliche Lebensmittel zur Reduzierung von Entzündungen

Stellen Sie sich vor, Sie wachen jeden Morgen voller Energie und Tatendrang auf, während Sie wissen, dass Sie aktiv die Entzündungen reduzieren, die zu chronischen Krankheiten führen können. Das ist kein Traum — es ist eine Realität, die Sie durch die Kraft der Nahrung erreichen können. Willkommen zu *„Kapitel 4"* unserer Reise zu besserer Gesundheit, in dem wir die wesentlichen Lebensmittel erkunden, die Ihnen helfen können, Entzündungen zu bekämpfen und Ihr allgemeines Wohlbefinden zu steigern.

In den vorherigen Kapiteln haben wir die Wissenschaft hinter der entzündungshemmenden Ernährung und ihre bemerkenswerten Vorteile für Körper und Geist untersucht. Jetzt ist es an der Zeit, praktisch zu werden und die spezifischen Lebensmittel zu entdecken, die diese Ernährung so effektiv machen. Das sind nicht einfach gewöhnliche Lebensmittel; sie sind nährstoffreiche Kraftpakete, die auf zellulärer Ebene wirken, um Entzündungen zu bekämpfen, Ihr Immunsystem zu unterstützen und Ihre Energie zu steigern.

Denken Sie an Ihren Körper als an eine präzise abgestimmte Maschine. So wie ein Hochleistungsfahrzeug Premiumkraftstoff benötigt, um reibungslos zu laufen, benötigt Ihr Körper die richtigen Nährstoffe, um optimal zu funktionieren. Indem Sie diese entzündungshemmenden Lebensmittel in Ihre Ernährung integrieren, geben Sie Ihrem Körper den Premiumkraftstoff, den er benötigt, um zu gedeihen. Sie werden sich nicht nur körperlich besser fühlen, sondern auch Verbesserungen in Ihrer Stimmung, geistigen Klarheit und Ihrem allgemeinen Wohlbefinden bemerken.

Aber wo fangen Sie an? Die Welt der Ernährung kann überwältigend sein, mit unzähligen Lebensmitteln, die als das nächste große Ding für die Gesundheit angepriesen werden.

Deshalb haben wir für Sie recherchiert und die effektivsten, wissenschaftlich fundierten Lebensmittel herausgefiltert, die nachweislich Entzündungen reduzieren. Von bunten Beeren, die voller Antioxidantien stecken, bis hin zu fettreichem Fisch, der reich an Omega-3-Fettsäuren ist – jedes Lebensmittel, das wir erkunden werden, hat eine einzigartige Rolle auf Ihrem Weg zu besserer Gesundheit.

Lassen Sie uns also eintauchen und die köstlichen, nährstoffreichen Lebensmittel entdecken, die Ihnen helfen können, ein gesünderes und vitaleres Leben zu führen. Egal, ob Sie ein erfahrener Gesundheitsenthusiast sind oder gerade erst Ihre Wellnessreise beginnen, dieses Kapitel wird Ihnen das Wissen und die Inspiration bieten, um das entzündungshemmende Essen zu einem angenehmen und nachhaltigen Teil Ihres Alltags zu machen. Machen Sie sich bereit, Ihre Ernährung und damit Ihre Gesundheit mit der Kraft der stärksten entzündungshemmenden Lebensmittel der Natur zu transformieren.

Übersicht über entzündungshemmende Lebensmittel

Der Weg zur Reduzierung von Entzündungen durch die Ernährung ist nicht nur ein Schritt zu besserer Gesundheit, sondern auch eine Gelegenheit, eine Vielzahl köstlicher und nährstoffreicher Lebensmittel zu entdecken. In diesem Abschnitt bieten wir einen Überblick über entzündungshemmende Lebensmittel, heben deren Eigenschaften hervor und erläutern die Rolle, die sie bei der Förderung der Gesundheit spielen. Das Verständnis dieser Lebensmittel kann Ihnen helfen, informierte Entscheidungen zu treffen, die Ihr Wohlbefinden verbessern und ein lebendiges, energiegeladenes Leben unterstützen.

Eigenschaften entzündungshemmender Lebensmittel

Entzündungshemmende Lebensmittel teilen mehrere Schlüsselmerkmale, die sie zu kraftvollen Verbündeten im Kampf gegen chronische Entzündungen machen. Durch die Fokussierung auf diese Lebensmittel können Sie Ihre

Gesundheit erheblich verbessern und das Risiko entzündungsbedingter Krankheiten verringern. Lassen Sie uns diese Eigenschaften im Detail erkunden:

1) Reich an Antioxidantien

- Was sie sind: Antioxidantien sind Verbindungen, die Ihre Zellen vor Schäden durch freie Radikale schützen, instabile Moleküle, die oxidativen Stress und Entzündungen verursachen können.

- Vorteile: Lebensmittel, die reich an Antioxidantien sind, helfen, freie Radikale zu neutralisieren, wodurch Entzündungen reduziert und die allgemeine Gesundheit unterstützt werden.

- Beispiele: Beeren, Blattgemüse, Nüsse, Samen und farbenfrohes Gemüse.

2) Reich an Omega-3-Fettsäuren

- Was sie sind: Omega-3-Fettsäuren sind essentielle Fette mit starken entzündungshemmenden Eigenschaften. Sie spielen eine entscheidende Rolle bei der Funktion von Zellmembranen und der Produktion von Signalmolekülen, die Entzündungen regulieren.

- Vorteile: Der regelmäßige Verzehr von omega-3-reichen Lebensmitteln kann die Produktion entzündungsfördernder Moleküle reduzieren, die Herz- und Gehirngesundheit unterstützen und Symptome entzündlicher Erkrankungen lindern.

- Beispiele: Fettreiche Fische (wie Lachs und Makrele), Leinsamen, Chiasamen und Walnüsse.

3) Reich an Ballaststoffen

- Was es ist: Ballaststoffe sind eine Art von Kohlenhydraten, die der Körper nicht verdauen kann. Sie helfen, die Verwendung von Zucker im Körper zu regulieren und halten Hunger sowie Blutzucker im Zaum.

- Vorteile: Ballaststoffreiche Lebensmittel unterstützen die Gesundheit des Darms, indem sie das Wachstum nützlicher Bakterien fördern, die kurzkettige Fettsäuren produzieren, die entzündungshemmende Wirkungen

haben. Ballaststoffe helfen auch, den Blutzuckerspiegel
zu regulieren und können systemische Entzündungen
reduzieren.

- Beispiele: Vollkornprodukte, Hülsenfrüchte, Früchte
und Gemüse.

4) Arm an raffinierten Zuckern und verarbeiteten Zutaten

- Was es bedeutet: Entzündungshemmende
Lebensmittel sind typischerweise arm an raffinierten
Zuckern und verarbeiteten Zutaten, die zur
Entzündung beitragen können.

- Vorteile: Die Reduzierung der Aufnahme von
verarbeiteten Lebensmitteln und Zucker hilft, die
entzündliche Belastung des Körpers zu verringern und
die allgemeine Gesundheit zu unterstützen.

- Beispiele: Natürliche, unverarbeitete Lebensmittel wie
frisches Obst, Gemüse, Nüsse, Samen und mageres
Eiweiß.

5) Reich an Vitaminen und Mineralstoffen

- Was sie sind: Vitamine und Mineralstoffe sind essentielle Nährstoffe, die Ihr Körper benötigt, um richtig zu funktionieren. Sie spielen eine wichtige Rolle in zahlreichen Körperprozessen, einschließlich der Regulation von Entzündungen.

- Vorteile: Eine Ernährung, die reich an Vitaminen und Mineralstoffen ist, unterstützt das Immunsystem, reduziert oxidativen Stress und hilft, gesunde Entzündungsreaktionen aufrechtzuerhalten.

- Beispiele: Blattgemüse (reich an den Vitaminen A, C und K), Beeren (hoch in Vitamin C), Nüsse und Samen (reich an Magnesium und Vitamin E).

6) Enthält entzündungshemmende Verbindungen

- Was sie sind: Bestimmte Lebensmittel enthalten natürliche Verbindungen mit entzündungshemmenden Eigenschaften, wie Curcumin in Kurkuma, Gingerol in Ingwer und Resveratrol in Trauben.

- Vorteile: Diese Verbindungen können helfen, Entzündungen auf molekularer Ebene zu reduzieren, Linderung bei entzündlichen Erkrankungen zu bieten und die allgemeine Gesundheit zu fördern.

- Beispiele: Kurkuma, Ingwer, Trauben, grüner Tee und dunkle Schokolade.

Durch die Fokussierung auf die Eigenschaften entzündungshemmender Lebensmittel—wie die Reichhaltigkeit an Antioxidantien, Omega-3-Fettsäuren, Ballaststoffen, Vitaminen und Mineralstoffen sowie die Armut an raffinierten Zuckern und verarbeiteten Zutaten—können Sie Ernährungsentscheidungen treffen, die Entzündungen erheblich reduzieren und Ihre allgemeine Gesundheit verbessern. Die Integration dieser Lebensmittel in Ihre täglichen Mahlzeiten ist eine kraftvolle Möglichkeit, einen gesunden Lebensstil zu unterstützen und hohe Energieniveaus durch natürliche, nahrhafte Entscheidungen aufrechtzuerhalten.

Vollwertige Lebensmittel vs. Verarbeitete Lebensmittel

Im Streben nach einem gesünderen Lebensstil ist es entscheidend, den Unterschied zwischen vollwertigen Lebensmitteln und verarbeiteten Lebensmitteln zu verstehen. Die entzündungshemmende Ernährung betont den Verzehr von vollwertigen Lebensmitteln, die minimal verarbeitet sind und ihre natürlichen Nährstoffe bewahren, während übermäßig verarbeitete Lebensmittel zur Entzündung beitragen können. In diesem Abschnitt werden wir die Vorteile von vollwertigen Lebensmitteln und die Risiken, die mit verarbeiteten Lebensmitteln verbunden sind, untersuchen und detaillierte Beispiele geben, um ihre Auswirkungen auf die Gesundheit zu veranschaulichen.

Vorteile von Vollwertigen Lebensmitteln

Vollwertige Lebensmittel sind Lebensmittel, die ihrem natürlichen Zustand so nahe wie möglich sind. Sie sind reich an essentiellen Nährstoffen, Ballaststoffen und nützlichen Verbindungen, die die Gesundheit unterstützen und

Entzündungen reduzieren. Hier sind einige der wichtigsten Vorteile, die sich aus der Integration vollwertiger Lebensmittel in Ihre Ernährung ergeben:

1) Nährstoffdichte

- Was es bedeutet: Vollwertige Lebensmittel sind reich an Vitaminen, Mineralstoffen, Antioxidantien und anderen essentiellen Nährstoffen, die während der Verarbeitung häufig verloren gehen.

- Beispiele: Frisches Obst (wie Äpfel und Beeren), Gemüse (wie Spinat und Karotten), Vollkornprodukte (wie Naturreis und Quinoa) und mageres Protein (wie Hähnchenbrust und Fisch).

- Vorteile: Diese Nährstoffe unterstützen verschiedene Körperfunktionen, stärken das Immunsystem und helfen, Entzündungen zu bekämpfen.

2) Hoher Ballaststoffgehalt

- Was es bedeutet: Vollwertige Lebensmittel, insbesondere Früchte, Gemüse, Vollkornprodukte und

Hülsenfrüchte, sind hervorragende Quellen für Ballaststoffe.

- Beispiele: Hafer, Bohnen, Linsen und Brokkoli.

- Vorteile: Ballaststoffe fördern die Verdauung, unterstützen die Darmgesundheit und helfen, den Blutzuckerspiegel zu regulieren, was für die Reduzierung von Entzündungen und die Aufrechterhaltung der allgemeinen Gesundheit wichtig ist.

3) Fehlen von Zusatzstoffen und Konservierungsmitteln

- Was es bedeutet: Vollwertige Lebensmittel enthalten keine künstlichen Zusatzstoffe, Konservierungsmittel oder Farbstoffe, die häufig in verarbeiteten Lebensmitteln vorkommen.

- Beispiele: Frisches Obst und Gemüse, Nüsse, Samen und unverarbeitetes Fleisch.

- Vorteile: Dies reduziert die Aufnahme potenziell schädlicher Chemikalien und Substanzen, die zu

Entzündungen und anderen Gesundheitsproblemen beitragen können.

4) Natürliche Lebensmittel für Energie

- Was es bedeutet: Vollwertige Lebensmittel bieten nachhaltige Energie aufgrund ihrer komplexen Kohlenhydrate und des ausgewogenen Nährstoffprofils.

- Beispiele: Süßkartoffeln, Bananen, Nüsse und Samen.

- Vorteile: Diese Lebensmittel verhindern Energieschwankungen und unterstützen stabile Energieniveaus über den Tag hinweg.

5) Besseres Gewichtsmanagement

- Was es bedeutet: Vollwertige Lebensmittel sind typischerweise kalorienärmer und nährstoffreicher, was hilft, ein Sättigungsgefühl zu erzeugen.

- Beispiele: Blattgemüse, ganze Früchte, mageres Protein.

- Vorteile: Dies kann beim Gewichtsmanagement helfen und das Risiko von Fettleibigkeit verringern, die mit erhöhten Entzündungen in Verbindung steht.

Risiken von Verarbeiteten Lebensmitteln

Verarbeitete Lebensmittel wurden durch verschiedene Methoden wie Raffinierung, Zugabe von Konservierungsmitteln und Anreicherung mit synthetischen Nährstoffen verändert. Obwohl sie Bequemlichkeit bieten, stellen verarbeitete Lebensmittel mehrere Gesundheitsrisiken dar, insbesondere im Kontext von Entzündungen:

I) Hoher Zuckergehalt

- Was es bedeutet: Verarbeitete Lebensmittel enthalten oft hohe Mengen an zugesetztem Zucker, was zu einem Anstieg des Blutzuckerspiegels und der Insulinwerte führen kann.

- Beispiele: Zuckrige Cerealien, Limonade, Süßigkeiten und Backwaren.

- Risiken: Ein übermäßiger Zuckerkonsum kann Entzündungen erhöhen, zur Insulinresistenz beitragen und chronische Erkrankungen wie Diabetes begünstigen.

2) Hoher Gehalt an ungesunden Fetten

- Was es bedeutet: Viele verarbeitete Lebensmittel enthalten Transfette und übermäßige Omega-6-Fettsäuren, die Entzündungen fördern können.

- Beispiele: Fast Food, Margarine und verpackte Snacks.

- Risiken: Diese ungesunden Fette können zu Herzkrankheiten, Fettleibigkeit und chronischen Entzündungen beitragen.

3) Niedriger Nährstoffgehalt

- Was es bedeutet: Die Verarbeitung kann Lebensmittel von essentiellen Nährstoffen befreien, wodurch sie weniger nahrhaft werden.

- Beispiele: Weißbrot, weißer Reis und verarbeitete Fleischwaren.

- Risiken: Der Verzehr nährstoffarmer Lebensmittel kann zu Mangelernährungen führen und die Fähigkeit des Körpers schwächen, Entzündungen zu bekämpfen.

4) Vorhandensein von Zusatzstoffen und Konservierungsmitteln

- Was es bedeutet: Verarbeitete Lebensmittel enthalten häufig künstliche Zusatzstoffe, Konservierungsmittel und Farbstoffe.

- Beispiele: Fertiggerichte, Aufschnitt und aromatisierte Snacks.

- Risiken: Diese Substanzen können entzündliche Reaktionen auslösen und zu langfristigen Gesundheitsproblemen beitragen.

5) Verfeinerte Kohlenhydrate

- Was es bedeutet: Verarbeitete Lebensmittel bestehen oft aus verfeinerten Kohlenhydraten, denen Ballaststoffe und essentielle Nährstoffe entzogen wurden.

- Beispiele: Weißbrot, Gebäck und viele Frühstückszerealien.

- Risiken: Verfeinerte Kohlenhydrate können zu schnellen Anstiegen des Blutzuckerspiegels führen und chronische Entzündungen sowie Stoffwechselstörungen begünstigen.

Die Vorteile von vollwertigen Lebensmitteln im Vergleich zu verarbeiteten Lebensmitteln sind klar und erheblich. Durch die Wahl von vollwertigen Lebensmitteln versorgen Sie Ihren Körper mit den essentiellen Nährstoffen, die er benötigt, um optimal zu funktionieren, Entzündungen zu reduzieren und die allgemeine Gesundheit zu erhalten. Vollwertige Lebensmittel unterstützen einen nachhaltigen und gesunden Lebensstil, helfen Ihnen, energiegeladen zu bleiben und das Risiko chronischer Erkrankungen zu verringern.

Liste der wichtigsten entzündungshemmenden Zutaten

Die Integration einer Vielzahl von entzündungshemmenden Zutaten in Ihre Ernährung ist entscheidend, um das volle Spektrum der gesundheitlichen Vorteile, die sie bieten, zu nutzen. Diese Lebensmittel sind nicht nur reich an essentiellen Nährstoffen, sondern verfügen auch über spezifische Eigenschaften, die helfen, Entzündungen zu reduzieren, das Immunsystem zu unterstützen und die allgemeine Gesundheit zu fördern. Hier ist eine detaillierte Liste der wichtigsten entzündungshemmenden Zutaten sowie deren Vorteile für die menschliche Gesundheit und medizinische Zwecke.

1) Beeren

Beeren wie Blaubeeren, Erdbeeren, Himbeeren und Brombeeren sind nährstoffreiche Kraftpakete, die mit Vitaminen, Mineralstoffen und Antioxidantien gefüllt sind.

Vorteile für die menschliche Gesundheit:

- Reich an Antioxidantien: Beeren enthalten hohe Mengen an Antioxidantien, insbesondere Anthocyanen, die helfen, oxidativen Stress zu bekämpfen und Entzündungen zu reduzieren.

- Hoher Ballaststoffgehalt: Der Ballaststoffgehalt in Beeren unterstützt die Verdauung und hilft, ein gesundes Mikrobiom im Darm aufrechtzuerhalten, was entscheidend für die Reduzierung systemischer Entzündungen ist.

- Vitamine und Mineralien: Beeren sind ausgezeichnete Quellen für Vitamin C, Vitamin K und Mangan, die die Immunfunktion und die Knochengesundheit unterstützen.

Medizinische Zwecke:

- Herzgesundheit: Regelmäßiger Verzehr von Beeren hat gezeigt, dass er den Blutdruck senkt, die Cholesterinwerte verbessert und das Risiko von Herzerkrankungen reduziert.

- Gehirngesundheit: Antioxidantien in Beeren helfen, Gehirnzellen vor oxidativem Schaden zu schützen, verbessern die kognitive Funktion und reduzieren das Risiko neurodegenerativer Erkrankungen.

- Krebshemmende Eigenschaften: Einige Studien deuten darauf hin, dass die Verbindungen in Beeren das Wachstum von Krebszellen hemmen und das Risiko bestimmter Krebsarten verringern können.

Wie man sie integriert: Fügen Sie sie Smoothies, Joghurt, Haferbrei hinzu oder genießen Sie sie als gesunden Snack.

2) Grünes Blattgemüse

Grünes Blattgemüse wie Spinat, Grünkohl, Mangold und Rucola gehört zu den nährstoffreichsten Lebensmitteln.

Vorteile für die menschliche Gesundheit:

- Reich an Vitaminen und Mineralien: Diese Gemüse sind reich an den Vitaminen A, C und K sowie an Folsäure, Eisen, Kalzium und Magnesium, die alle für die Aufrechterhaltung der allgemeinen Gesundheit unerlässlich sind.

- Antioxidative Eigenschaften: Die hohen Antioxidantienlevel in grünem Blattgemüse helfen, freie Radikale zu neutralisieren und Entzündungen zu reduzieren.

- Kalorienarm: Diese Gemüse sind kalorienarm, aber nährstoffreich, was sie ideal für das Gewichtsmanagement und die allgemeine Gesundheit macht.

Medizinische Zwecke:

- Knochengesundheit: Das Vitamin K und Kalzium in Blattgemüse unterstützen die Knochendichte und verringern das Risiko von Osteoporose.

- Verdauungsgesundheit: Der hohe Ballaststoffgehalt fördert die Verdauung und unterstützt einen gesunden Darm, was mit einer reduzierten Entzündung verbunden ist.

- Entgiftung: Chlorophyll in grünem Blattgemüse unterstützt die Leberfunktion und hilft, den Körper zu entgiften.

Wie man es integriert: Verwenden Sie sie in Salaten, Smoothies, Suppen oder als Beilage.

3) Fettreicher Fisch

Fettreicher Fisch wie Lachs, Makrele, Sardinen und Forelle sind hervorragende Quellen für Omega-3-Fettsäuren, die starke entzündungshemmende Wirkungen haben.

Vorteile für die menschliche Gesundheit:

- Reich an Omega-3-Fettsäuren: Diese essentiellen Fette reduzieren die Produktion entzündlicher Moleküle und sind mit zahlreichen gesundheitlichen Vorteilen verbunden.

- Hochwertiges Protein: Fettreicher Fisch bietet eine vollständige Proteinquelle, die für die Erhaltung der Muskulatur und die allgemeine Gesundheit wichtig ist.

- Vitamine und Mineralien: Fettreicher Fisch ist auch reich an Vitamin D, B-Vitaminen und Selen, die die Immunfunktion und den Stoffwechsel unterstützen.

Medizinische Zwecke:

- Herzgesundheit: Omega-3-Fettsäuren helfen, den Blutdruck zu senken, Triglyceride zu reduzieren und das Risiko von Herzerkrankungen zu verringern.

- Gehirngesundheit: Diese Fette sind entscheidend für die Gehirnentwicklung und -funktion, reduzieren das Risiko kognitiven Abbaus und verbessern die Stimmung.

- Gelenkgesundheit: Omega-3-Fettsäuren haben gezeigt, dass sie die Symptome von Arthritis reduzieren, indem sie die Gelenkentzündung und -schmerzen verringern.

Wie man sie integriert: Grillen, backen oder pochieren Sie fettreichen Fisch und integrieren Sie ihn mindestens zweimal pro Woche in Ihre Mahlzeiten.

4) Nüsse und Samen

Nüsse und Samen wie Mandeln, Walnüsse, Leinsamen und Chiasamen sind reich an gesunden Fetten, Protein und Ballaststoffen.

Vorteile für die menschliche Gesundheit:

- Gesunde Fette: Reich an einfach und mehrfach ungesättigten Fetten, die die Herzgesundheit unterstützen und Entzündungen reduzieren.

- Hoher Ballaststoffgehalt: Der Ballaststoffgehalt hilft, den Blutzuckerspiegel zu regulieren und die Verdauungsgesundheit zu unterstützen.

- Reich an Nährstoffen: Nüsse und Samen sind ausgezeichnete Quellen für Vitamin E, Magnesium und Selen, die antioxidative Eigenschaften haben.

Medizinische Zwecke:

- Herzgesundheit: Regelmäßiger Verzehr von Nüssen und Samen wird mit niedrigeren Cholesterinwerten und einem reduzierten Risiko für Herzerkrankungen in Verbindung gebracht.

- Gewichtsmanagement: Trotz ihres hohen Kaloriengehalts können Nüsse und Samen beim Gewichtsmanagement helfen, indem sie das Sättigungsgefühl fördern und die gesamte Kalorienaufnahme reduzieren.

- Entzündungshemmende Wirkungen: Die Omega-3-Fettsäuren und Antioxidantien in Nüssen und Samen helfen, Entzündungen zu reduzieren und die Stoffwechselgesundheit zu verbessern.

Wie man sie integriert: Fügen Sie sie Salaten, Joghurt, Haferbrei hinzu oder essen Sie sie als Snack.

5) Olivenöl

Olivenöl, insbesondere extra natives Olivenöl, ist ein Grundnahrungsmittel in der entzündungshemmenden Ernährung aufgrund seiner zahlreichen gesundheitlichen Vorteile.

Vorteile für die menschliche Gesundheit:

- Reich an einfach ungesättigten Fetten: Diese gesunden Fette helfen, den schlechten Cholesterinspiegel zu senken und die Herzgesundheit zu unterstützen.

- Antioxidative Eigenschaften: Olivenöl enthält potente Antioxidantien, einschließlich Oleocanthal, die entzündungshemmende Wirkungen haben.

- Nährstoffreich: Olivenöl ist auch eine gute Quelle für die Vitamine E und K.

Medizinische Zwecke:

- Herzgesundheit: Olivenöl hilft, den Blutdruck zu senken, das Risiko von Herzerkrankungen zu reduzieren und die allgemeine Herz-Kreislauf-Gesundheit zu verbessern.

- Krebshemmende Eigenschaften: Die Antioxidantien im Olivenöl können helfen, das Risiko bestimmter Krebsarten zu verringern, indem sie die Zellen vor oxidativem Schaden schützen.

- Gehirngesundheit: Regelmäßiger Verzehr von Olivenöl wird mit verbesserter kognitiver Funktion und einem reduzierten Risiko für neurodegenerative Erkrankungen in Verbindung gebracht.

Wie man es integriert: *Verwenden Sie extra natives Olivenöl in Salatdressings, zum Kochen oder zum Beträufeln von Gemüse.*

6) Vollkornprodukte

Vollkornprodukte wie brauner Reis, Quinoa, Hafer und Gerste sind essentielle Bestandteile einer gesunden, entzündungshemmenden Ernährung.

Vorteile für die menschliche Gesundheit:

- Reich an Ballaststoffen: Vollkornprodukte liefern erhebliche Mengen an Ballaststoffen, die die Verdauungsgesundheit unterstützen und helfen, den Blutzuckerspiegel zu regulieren.

- Reich an B-Vitaminen: Diese Vitamine sind entscheidend für die Energieproduktion und die Aufrechterhaltung eines gesunden Nervensystems.

- Mineralstoffreich: Vollkornprodukte sind gute Quellen für Mineralien wie Magnesium, Eisen und Zink.

Medizinische Zwecke:

- Verdauungsgesundheit: Die Ballaststoffe in Vollkornprodukten fördern ein gesundes Mikrobiom im Darm, das mit reduzierten Entzündungen und verbesserter Immunfunktion verbunden ist.

- Herzgesundheit: Vollkornprodukte helfen, den Cholesterinspiegel zu senken und das Risiko von Herzerkrankungen zu reduzieren.

- Gewichtsmanagement: Der Ballaststoffgehalt hilft beim Gewichtsmanagement, indem er ein Sättigungsgefühl fördert und die gesamte Kalorienaufnahme reduziert.

Wie man sie integriert: *Verwenden Sie Vollkornprodukte als Basis für Salate, in Suppen oder als Beilagen.*

Die Integration dieser wichtigen entzündungshemmenden Zutaten in Ihre Ernährung kann Ihre Gesundheit erheblich verbessern, indem sie Entzündungen reduziert und verschiedene Körperfunktionen unterstützt. Von nährstoffreichen Beeren und grünem Blattgemüse bis hin zu omega-3-reichem fettem Fisch und gesunden Nüssen und Samen bieten diese Lebensmittel ein kraftvolles Arsenal gegen chronische Entzündungen. Olivenöl und Vollkornprodukte tragen weiter zu einer ausgewogenen, nahrhaften Ernährung bei, die das allgemeine Wohlbefinden fördert.

Während wir unsere Reise fortsetzen, wird das nächste Kapitel Sie durch die wesentlichen Vitamine und Nährstoffe führen, die eine entscheidende Rolle im Kampf gegen Entzündungen spielen. Sie werden lernen, welche spezifischen Nährstoffe Ihr Körper benötigt und wie Sie sicherstellen können, dass Sie genügend davon durch Ihre Ernährung erhalten. Bleiben Sie dran, um zu entdecken, wie diese Nährstoffe Ihre Gesundheit weiter verbessern und Ihnen helfen können, ein energischeres und lebendigeres Leben durch die entzündungshemmende Ernährung zu erreichen.

Kapitel Fünf

Die Rolle von Vitaminen und Nährstoffen

Im vorherigen Kapitel haben wir die Kraft bestimmter entzündungshemmender Lebensmittel untersucht und wie sie Ihre Gesundheit transformieren können. Jetzt ist es an der Zeit, die einzelnen Akteure in unserem Ernährungsohrchester näher zu betrachten: die essentiellen Vitamine und Nährstoffe. Diese lebenswichtigen Komponenten arbeiten im Hintergrund, um Ihr Immunsystem zu unterstützen, Entzündungen zu reduzieren und Ihren Körper reibungslos funktionieren zu lassen.

Betrachten Sie dieses Kapitel als Ihren Backstage-Pass, um zu verstehen, wie Vitamine und Nährstoffe zu einer entzündungshemmenden Ernährung beitragen. Wir werden die Schlüsselfiguren erkunden, die einen erheblichen Einfluss auf Ihre Gesundheit haben, und Ihnen das Wissen vermitteln, um informierte Ernährungsentscheidungen zu treffen. Egal, ob Sie Patient einer entzündungshemmenden Diät sind oder jemand, der seine Gesundheit durch Lebensstiländerungen verbessern möchte, diese Informationen sind von unschätzbarem Wert.

Indem Sie sich auf diese essentiellen Nährstoffe konzentrieren, verbessern Sie nicht nur die Wirksamkeit Ihrer entzündungshemmenden Ernährung, sondern unterstützen auch Ihr allgemeines Wohlbefinden. Diese Nährstoffe sind die Bausteine der Gesundheit und helfen Ihnen, ein lebendiges, energisches Leben durch natürliche Lebensmittel zu erreichen. Lassen Sie uns also in die Welt der Vitamine und Nährstoffe eintauchen und entdecken, wie sie Ihnen helfen können, ein gesünderes, entzündungsfreies Leben zu orchestrieren.

Wichtige Vitamine und Mineralien, die Entzündungen bekämpfen

Die Aufnahme essentieller Vitamine und Mineralien in Ihre Ernährung ist entscheidend, um Entzündungen zu bekämpfen und die allgemeine Gesundheit zu fördern. Diese Nährstoffe spielen eine zentrale Rolle bei der Reduzierung von oxidativem Stress, der Unterstützung der Immunfunktion und der Aufrechterhaltung der Zellgesundheit. Dieser Abschnitt konzentriert sich auf die wichtigsten Vitamine und Mineralien, insbesondere Vitamin C, Vitamin D und Vitamin E, sowie andere essentielle Nährstoffe, die für eine entzündungshemmende Ernährung unerlässlich sind.

1) Vitamin C

Rolle für die Gesundheit:

Vitamin C, auch bekannt als Ascorbinsäure, ist ein kraftvolles Antioxidans, das eine wesentliche Rolle bei der Immunfunktion, der Kollagensynthese und der Aufnahme von Eisen aus pflanzlichen Lebensmitteln spielt.

Entzündungshemmende Eigenschaften:

Vitamin C hilft, Entzündungen zu reduzieren, indem es freie Radikale neutralisiert und oxidativen Stress verringert, die entscheidende Mitverursacher chronischer Entzündungen sind.

Quellen:

- Früchte: Zitrusfrüchte (Orangen, Zitronen, Grapefruits), Erdbeeren, Kiwi und Papaya.

- Gemüse: Paprika, Brokkoli, Rosenkohl und Spinat.

Medizinische Auswirkungen:

- Immununterstützung: Vitamin C verbessert die Produktion und Funktion von weißen Blutkörperchen und stärkt die Fähigkeit des Körpers, Infektionen zu bekämpfen.

- Hautgesundheit: Es ist essentiell für die Kollagenproduktion, die die Hautgesundheit und Wundheilung unterstützt.

- Prävention chronischer Krankheiten: Eine hohe Aufnahme von Vitamin C wird mit einem reduzierten Risiko für chronische Krankheiten wie Herzkrankheiten und Bluthochdruck in Verbindung gebracht, aufgrund seiner entzündungshemmenden und antioxidativen Eigenschaften.

Beispiele:

- Hinzufügen eines Obstsalats mit Zitrusfrüchten zu Ihrem Frühstück.

- Einbringen von Paprika und Brokkoli in Ihre Pfannengerichte und Salate.

2) Vitamin D

Rolle für die Gesundheit:

Vitamin D, oft als das „Sonnenvitamin" bezeichnet, ist entscheidend für die Calciumaufnahme, die Knochengesundheit und die Immunregulation.

Entzündungshemmende Eigenschaften:

Vitamin D moduliert das Immunsystem, verringert die Produktion pro-inflammatorischer Zytokine und verstärkt die pathogenbekämpfenden Effekte von Makrophagen.

Quellen:

- Sonnenlicht: Direkte Sonneneinstrahlung ermöglicht es der Haut, Vitamin D zu synthetisieren.

- Lebensmittel: Fettreiche Fische (Lachs, Makrele, Sardinen), angereicherte Milchprodukte und Eigelb.

Medizinische Auswirkungen:

- Knochengesundheit: Vitamin D ist essentiell für die Calciumaufnahme und die Mineralisierung der Knochen, wodurch das Risiko von Osteoporose und Frakturen verringert wird.

- Prävention von Autoimmunerkrankungen: Ausreichende Vitamin D-Spiegel sind mit einem geringeren Risiko für Autoimmunerkrankungen wie Multipler Sklerose und rheumatoider Arthritis verbunden.

- Stimmungsregulation: Vitamin D spielt eine Rolle für die Gehirngesundheit und die Regulierung der Stimmung, was potenziell das Risiko von Depressionen verringert.

Beispiele:

- Täglich 15-30 Minuten in der Sonne verbringen, um die Vitamin D-Synthese zu fördern.

- Regelmäßiger Verzehr von fettreichem Fisch wie Lachs und Makrele.

3) Vitamin E

Rolle für die Gesundheit:

Vitamin E ist ein fettlösliches Antioxidans, das Zellmembranen vor oxidativem Schaden schützt und die Immunfunktion unterstützt.

Entzündungshemmende Eigenschaften:

Vitamin E reduziert Entzündungen, indem es die Produktion entzündlicher Zytokine hemmt und die Immunantwort verstärkt.

Quellen:

- Nüsse und Samen: Mandeln, Sonnenblumenkerne und Haselnüsse.

- Pflanzenöle: Sonnenblumenöl, Safloröl und Olivenöl.

- Grünes Blattgemüse: Spinat und Brokkoli.

Medizinische Auswirkungen:

- Herzgesundheit: Vitamin E hilft, die Oxidation von LDL-Cholesterin zu verhindern, wodurch das Risiko von Arteriosklerose und Herzkrankheiten verringert wird.

- Hautgesundheit: Es unterstützt die Hautgesundheit, indem es vor oxidativem Schaden schützt und die Hautreparatur fördert.

- Neurologische Funktion: Eine ausreichende Vitamin E-Aufnahme wird mit einem geringeren Risiko für neurodegenerative Erkrankungen wie Alzheimer in Verbindung gebracht.

Beispiele:

- Snack auf einer Handvoll Mandeln oder Sonnenblumenkerne.

- Verwendung von Olivenöl als Dressing für Salate.

Weitere essentielle Nährstoffe

4) Omega-3-Fettsäuren

Rolle für die Gesundheit:

Omega-3-Fettsäuren sind essentielle Fette, die eine entscheidende Rolle bei der Gehirnfunktion, der Herzgesundheit und der Reduzierung von Entzündungen spielen.

Entzündungshemmende Eigenschaften:

Omega-3-Fettsäuren reduzieren die Produktion entzündlicher Moleküle und haben sich als wirksam bei der Verringerung von Entzündungen in verschiedenen Zuständen erwiesen.

Quellen:

- Fettreiche Fische: Lachs, Makrele, Sardinen und Forelle.

- Samen: Leinsamen und Chiasamen.

- Nüsse: Walnüsse.

Medizinische Auswirkungen:

- Herzgesundheit: Omega-3-Fettsäuren helfen, Triglyceride zu senken, den Blutdruck zu reduzieren und das Risiko von Herzkrankheiten zu verringern.

- Gehirngesundheit: Sie unterstützen die kognitive Funktion und reduzieren Symptome von Depressionen und Angstzuständen.

- Gelenkgesundheit: Omega-3-Fettsäuren lindern Symptome entzündlicher Erkrankungen wie rheumatoider Arthritis.

Beispiele:

- Fettreiche Fische mindestens zweimal pro Woche in Ihre Ernährung aufnehmen.

- Leinsamen oder Chiasamen zu Ihren Smoothies und
  Joghurt hinzufügen.

5) Magnesium

Rolle für die Gesundheit:

Magnesium ist an über 300 biochemischen Reaktionen im
Körper beteiligt, einschließlich Muskel- und
Nervenfunktion, Blutzuckerregulation und
Blutdruckkontrolle.

Entzündungshemmende Eigenschaften:

Magnesium hilft, chronische Entzündungen zu reduzieren,
indem es entzündliche Signalwege hemmt.

Quellen:

- Nüsse und Samen: Mandeln, Kürbiskerne und
  Cashewnüsse.

- Grünes Blattgemüse: Spinat und Mangold.

- Vollkornprodukte: Brauner Reis und Quinoa.

Medizinische Auswirkungen:

- Herzgesundheit: Magnesium hilft, einen gesunden Herzrhythmus aufrechtzuerhalten und das Risiko von Herzkrankheiten zu senken.

- Knochengesundheit: Es unterstützt die Knochendichte und verringert das Risiko von Osteoporose.

- Muskel-Funktion: Magnesium hilft, Muskelkrämpfe und -spasmen zu verhindern.

Beispiele:

- Snack auf einer Mischung aus Nüssen und Samen.

- Einbringen von grünem Blattgemüse in Ihre täglichen Mahlzeiten.

6) Zink

Rolle für die Gesundheit:

Zink ist essentiell für die Immunfunktion, Wundheilung und DNA-Synthese.

Entzündungshemmende Eigenschaften:

Zink hilft, die Immunantwort zu modulieren und Entzündungen zu reduzieren.

Quellen:

- Fleisch und Meeresfrüchte: Rindfleisch, Huhn und Austern.

- Hülsenfrüchte: Kichererbsen, Linsen und Bohnen.

- Samen: Kürbiskerne und Hanfsamen.

Medizinische Auswirkungen:

- Immungesundheit: Zink stärkt das Immunsystem und reduziert die Dauer und Schwere von Erkältungen.

- Hautgesundheit: Es unterstützt die Wundheilung und verringert das Risiko von Hauterkrankungen wie Akne.

- Prävention chronischer Krankheiten: Eine ausreichende Zinkaufnahme ist mit einem geringeren Risiko für chronische Krankheiten wie Herzkrankheiten und Diabetes verbunden.

Beispiele:

- Hülsenfrüchte in Ihre Salate und Suppen einbringen.

- Regelmäßiger Verzehr von magerem Fleisch und Meeresfrüchten.

Die Integration dieser essentiellen Vitamine und Nährstoffe in Ihre Ernährung kann Entzündungen erheblich reduzieren und Ihre allgemeine Gesundheit verbessern. Durch die Konzentration auf nährstoffreiche Lebensmittel können Sie Ihr Immunsystem unterstützen, die Herzgesundheit verbessern und sich vor chronischen Krankheiten schützen.

Rolle von Antioxidantien und Omega-3-Fettsäuren

Im Anschluss an unsere Erkundung der essentiellen Vitamine und Mineralien tauchen wir nun in die entscheidenden Rollen von Antioxidantien und Omega-3-Fettsäuren in einer entzündungshemmenden Ernährung ein. Diese kraftvollen Verbindungen sind grundlegend für die Reduzierung von Entzündungen und die Förderung der allgemeinen Gesundheit. Obwohl einige dieser Quellen bereits in *„Kapitel Vier, Lektion Drei"* erwähnt wurden, werden wir einige davon zusammenfassen. Dieser Abschnitt bietet detaillierte Informationen zu ihren Quellen, Vorteilen und medizinischen Zwecken, um sicherzustellen, dass Sie das Wissen haben, diese lebenswichtigen Nährstoffe effektiv in Ihre Ernährung zu integrieren.

1) Antioxidantien

Rolle in der Gesundheit:

Antioxidantien sind Moleküle, die Ihre Zellen vor Schäden durch freie Radikale schützen – instabile Moleküle, die oxidativen Stress verursachen und zu chronischen Entzündungen beitragen können. Durch die Neutralisierung freier Radikale helfen Antioxidantien, Zellschäden zu verhindern und das Risiko chronischer Krankheiten zu senken.

Quellen und Vorteile:

- **Beeren:**

Beispiele: Blaubeeren, Erdbeeren, Himbeeren, Brombeeren

Vorteile. Reich an Vitaminen C und E sowie an Anthocyanen, die starke antioxidative Eigenschaften besitzen.

Medizinischer Zweck. Regelmäßiger Verzehr von Beeren kann die Gehirnfunktion verbessern, die Herzgesundheit unterstützen und das Risiko bestimmter Krebsarten senken.

* **Dunkelgrünes Blattgemüse:**

Beispiele. Spinat, Grünkohl, Mangold

Vorteile: Hoch in den Vitaminen A, C und K sowie Lutein und Zeaxanthin, die starke Antioxidantien sind.

Medizinischer Zweck. Diese Nährstoffe unterstützen die Augengesundheit, verbessern die Immunfunktion und senken das Risiko chronischer Krankheiten.

* **Nüsse und Samen:**

Beispiele. Mandeln, Walnüsse, Sonnenblumenkerne, Leinsamen

Vorteile. Reich an Vitamin E, Selen und Polyphenolen, die Zellen vor oxidativem Schaden schützen.

Medizinischer Zweck: Der Verzehr von Nüssen und Samen kann das Risiko von Herzkrankheiten senken, die Gehirngesundheit unterstützen und die Hautgesundheit verbessern.

- **Grüner Tee:**

Beispiele: Matcha, gewöhnlicher grüner Tee

Vorteile: Enthält Polyphenole, insbesondere Epigallocatechingallat (EGCG), das starke antioxidative Wirkungen hat.

Medizinischer Zweck: Der Konsum von grünem Tee wird mit einem reduzierten Risiko für Herzkrankheiten, verbesserter Gehirnfunktion und Krebsprävention in Verbindung gebracht.

- **Dunkle Schokolade:**

Beispiele: Dunkle Schokolade mit mindestens 70 % Kakao

Vorteile: Reich an Flavonoiden, die starke Antioxidantien sind und vor oxidativem Stress schützen.

Medizinischer Zweck: Regelmäßiger Verzehr von dunkler Schokolade kann die Herzgesundheit verbessern, die Gehirnfunktion fördern und Entzündungen reduzieren.

- **Buntes Gemüse:**

Beispiele: Karotten, Paprika, Tomaten

Vorteile: Hoch in Beta-Carotin und anderen Carotinoiden, die antioxidative Eigenschaften haben.

Medizinischer Zweck: Diese Nährstoffe unterstützen die Immunfunktion, fördern gesunde Haut und senken das Risiko chronischer Krankheiten.

2) Omega-3-Fettsäuren

Rolle in der Gesundheit:

Omega-3-Fettsäuren sind essentielle Fette, die eine entscheidende Rolle bei der Gehirnfunktion, der Herzgesundheit und der Reduzierung von Entzündungen spielen. Sie sind integraler Bestandteil der Struktur und Funktion von Zellmembranen und der Produktion von Signalmolekülen, die entzündliche Reaktionen regulieren.

Quellen und Vorteile:

- **Fettreiche Fische:**

Beispiele: Lachs, Makrele, Sardinen, Forelle

Vorteile: Reich an EPA (Eicosapentaensäure) und DHA (Docosahexaensäure), die starke entzündungshemmende Eigenschaften haben.

Medizinischer Zweck: Regelmäßiger Verzehr von fettreichem Fisch kann das Risiko von Herzkrankheiten senken, die kognitive Funktion verbessern und Symptome entzündlicher Erkrankungen wie rheumatoider Arthritis reduzieren.

- **Leinsamen:**

Vorteile: Hoch in ALA (Alpha-Linolensäure), einer Art von Omega-3-Fettsäure.

Medizinischer Zweck: Leinsamen können die Herzgesundheit verbessern, die Verdauung unterstützen und Entzündungen reduzieren. Sie sind besonders vorteilhaft für Personen, die keinen Fisch konsumieren.

- **Chia-Samen:**

Vorteile: Eine weitere hervorragende pflanzliche Quelle für ALA.

Medizinischer Zweck: Chia-Samen helfen, den Blutzuckerspiegel zu regulieren, unterstützen die Herzgesundheit und reduzieren Entzündungen.

- **Walnüsse:**

Vorteile: Reich an ALA und bieten ein gutes Gleichgewicht zwischen Omega-3- und Omega-6-Fettsäuren.

Medizinischer Zweck: Der Verzehr von Walnüssen kann die Herzgesundheit verbessern, die Gehirnfunktion unterstützen und das Risiko chronischer Krankheiten senken.

- **Algenöl:**

Vorteile: Eine pflanzliche Quelle für DHA, geeignet für Vegetarier und Veganer.

Medizinischer Zweck: Algenölpräparate können die Gehirngesundheit verbessern, Entzündungen reduzieren und die Herzgesundheit unterstützen.

Antioxidantien und Omega-3-Fettsäuren sind essentielle Bestandteile einer entzündungshemmenden Ernährung, die eine Vielzahl von gesundheitlichen Vorteilen bieten und eine entscheidende Rolle bei der Reduzierung von Entzündungen spielen. Durch die Integration von Lebensmitteln, die reich an diesen Nährstoffen sind, können Sie Ihre allgemeine Gesundheit erheblich verbessern, sich vor chronischen Krankheiten schützen und ein lebhaftes, energisches Leben führen.

Nahrungsergänzung: Wann und was zu beachten ist

Während die Aufnahme von Nährstoffen aus vollwertigen Lebensmitteln ideal ist, kann die Supplementierung eine entscheidende Rolle dabei spielen, ernährungsbedingte Lücken zu schließen und die allgemeine Gesundheit zu unterstützen, insbesondere wenn die Nahrungsaufnahme möglicherweise unzureichend ist. In diesem Abschnitt geben wir detaillierte Richtlinien zur Verwendung von Nahrungsergänzungsmitteln, um sicherzustellen, dass Sie informierte Entscheidungen darüber treffen, wann und was Sie supplementieren sollten. Dieses Kapitel soll eine wertvolle

Ressource für Leser sein, die ihre Gesundheit durch Ernährungs- und Lebensstiländerungen verbessern möchten.

Richtlinien für die Verwendung von Nahrungsergänzungsmitteln

Nahrungsergänzungsmittel können helfen, sicherzustellen, dass Sie Ihre Nährstoffbedürfnisse erfüllen, insbesondere für Vitamine und Mineralien, die entscheidend sind, um Entzündungen zu reduzieren und die allgemeine Gesundheit aufrechtzuerhalten. Hier sind die wichtigsten Richtlinien für die Berücksichtigung von Ergänzungen:

I) Vitamin D

Wann supplementieren:

- Eingeschränkte Sonnenexposition: Wenn Sie in einer nördlichen Breite leben, die meiste Zeit drinnen verbringen oder Ihre Haut im Freien bedecken, könnte Ihr Körper nicht genug Vitamin D aus Sonnenlicht produzieren.

- Ernährungsbeschränkungen: Wenn Ihre Ernährung keine Quellen von Vitamin D enthält, wie fetten Fisch oder angereicherte Milchprodukte.

- Diagnose eines Mangels: Wenn ein Bluttest zeigt, dass Sie niedrige Vitamin-D-Spiegel haben.

Was zu beachten ist:

- Formen: Vitamin D3 (Cholecalciferol) ist effektiver als D2 (Ergocalciferol), um die Blutspiegel von Vitamin D zu erhöhen.

- Dosierung: Die empfohlene Tagesdosis (RDA) liegt für die meisten Erwachsenen bei 600-800 IE, aber höhere Dosen können notwendig sein, wenn Sie einen Mangel haben. Konsultieren Sie Ihren Gesundheitsdienstleister für persönliche Ratschläge.

Beispiele:

- Nehmen Sie ein Vitamin D3-Präparat von 1.000-2.000 IE täglich ein, wenn Sie eine eingeschränkte Sonnenexposition haben.

- Wählen Sie ein Präparat, das auch Vitamin K2 enthält, das synergistisch mit Vitamin D für die Knochengesundheit wirkt.

2) Omega-3-Fettsäuren

Wann supplementieren:

- Geringer Fischkonsum: Wenn Sie nicht regelmäßig fetten Fisch wie Lachs oder Makrele essen.

- Entzündliche Erkrankungen: Wenn Sie an Erkrankungen wie rheumatoider Arthritis oder anderen entzündlichen Krankheiten leiden, die von einer höheren Omega-3-Aufnahme profitieren können.

Was zu beachten ist:

- Formen: Fischölpräparate liefern EPA und DHA, die vorteilhaftesten Formen von Omega-3. Algenöl ist eine gute Alternative für Vegetarier und Veganer.

- Dosierung: Eine gängige Dosierung liegt bei 1.000-2.000 mg kombiniertem EPA und DHA pro Tag. Höhere Dosen können aus therapeutischen Gründen empfohlen werden.

Beispiele:

- Nehmen Sie ein hochwertiges Fischölpräparat mit 1.200 mg EPA und DHA täglich ein.

- Entscheiden Sie sich für Algenöl-Präparate, wenn Sie eine pflanzliche Quelle von Omega-3 bevorzugen.

3) Magnesium

Wann supplementieren:

- Ernährungsinsuffizienz: Wenn Ihre Ernährung magnesiumreiche Lebensmittel wie Nüsse, Samen, Blattgemüse und Vollkornprodukte nicht enthält.

- Symptome eines Mangels: Symptome wie Muskelkrämpfe, Müdigkeit und unregelmäßiger Herzschlag können auf einen Supplementierungsbedarf hinweisen.

Was zu beachten ist:

- Formen: Magnesiumcitrat und Magnesiumglycinat sind gut absorbierbare Formen, die weniger wahrscheinlich Verdauungsprobleme verursachen als Magnesiumoxid.

- Dosierung: Die RDA für Magnesium liegt bei 310-420 mg für Erwachsene, aber individuelle Bedürfnisse können variieren. Konsultieren Sie Ihren Gesundheitsdienstleister für persönliche Ratschläge.

Beispiele:

- Nehmen Sie ein Magnesiumcitrat-Präparat von 200-400 mg täglich ein, wenn Sie Muskelkrämpfe oder Stress erleben.

- Wählen Sie ein Magnesiumglycinat-Präparat für eine bessere Absorption und weniger Verdauungsnebenwirkungen.

4) Vitamin B12

Wann supplementieren:

- Vegane oder vegetarische Ernährung: Wenn Sie eine pflanzliche Ernährung folgen, die keine tierischen Produkte enthält, die die Hauptquellen für Vitamin B12 sind.

- Alterungsbedingte Absorptionsprobleme: Mit zunehmendem Alter nimmt Ihre Fähigkeit, Vitamin B12 aufzunehmen, ab, was eine Supplementierung erforderlich macht.

Was zu beachten ist:

- Formen: Methylcobalamin und Cyanocobalamin sind gängige Formen, wobei Methylcobalamin vom Körper leichter verwendet wird.

- Dosierung: Die RDA für Vitamin B12 liegt bei 2,4 mcg für Erwachsene, aber höhere Dosen werden häufig in Ergänzungen verwendet, um eine angemessene Absorption sicherzustellen.

Beispiele:

- Nehmen Sie ein Vitamin B12-Präparat von 500-1.000 mcg täglich ein, wenn Sie eine vegane Ernährung befolgen.

- Verwenden Sie sublinguale (unter der Zunge) Vitamin B12-Präparate für eine bessere Absorption.

5) Zink

Wann supplementieren:

- Ernährungsinsuffizienz: Wenn Ihre Ernährung zinkreiche Lebensmittel wie Fleisch, Meeresfrüchte, Hülsenfrüchte und Samen nicht enthält.

- Immunsupport: In Zeiten von Krankheiten oder zur Unterstützung der Immunfunktion, insbesondere während der Erkältungs- und Grippesaison.

Was zu beachten ist:

- Formen: Zinkpicolinat und Zinkcitrat sind gut absorbierbare Formen.

- Dosierung: Die RDA für Zink liegt bei 8-11 mg für Erwachsene, aber höhere Dosen können kurzfristig zur Unterstützung des Immunsystems verwendet werden.

Beispiele:

- Nehmen Sie ein Zinkpräparat von 15-30 mg täglich ein, wenn Ihre Ernährung arm an Zink ist.

- Verwenden Sie Zink-Lutschtabletten während der Erkältungszeit zur Unterstützung der Immunfunktion.

Die Supplementierung kann eine wertvolle Ergänzung zu Ihrer entzündungshemmenden Ernährung sein und sicherstellen, dass Sie essentielle Vitamine und Mineralien erhalten, die Ihre Gesundheit und Ihr Wohlbefinden unterstützen. Indem Sie diese Richtlinien befolgen und hochwertige Ergänzungen auswählen, können Sie ernährungsbedingte Lücken effektiv schließen und die Vorteile Ihrer Ernährungsentscheidungen verbessern.

Im nächsten Kapitel werden wir Lebensstiländerungen erkunden, die Ihre Gesundheit weiter unterstützen können. Von Stressmanagement und Schlaf bis hin zu körperlicher Aktivität und Achtsamkeitspraktiken erfahren Sie, wie Sie diese Änderungen in Ihren Alltag integrieren können, um Ihre entzündungshemmende Ernährung zu ergänzen. Bleiben Sie dran, um zu entdecken, wie diese Lebensstiländerungen zur Gesundheit Ihnen helfen können, ein ausgewogeneres und erfülltes Leben zu führen.

Kapitel Sechs

Lebensstiländerungen zur Verbesserung der Gesundheit

Stellen Sie sich ein Leben vor, in dem Sie jeden Morgen erfrischt, energiegeladen und bereit sind, den Tag zu erobern. Ein Leben, in dem Stress handhabbar ist, Ihr Körper sich mühelos bewegt und Ihr Geist klar und fokussiert ist. Das ist nicht nur ein Traum; es ist eine Realität, die Sie erreichen können, indem Sie eine entzündungshemmende Ernährung mit wichtigen Lebensstiländerungen kombinieren.

In den vorherigen Kapiteln haben wir die transformative Kraft der Ernährung untersucht. Jetzt ist es an der Zeit, zu erkunden, wie Lebensstiländerungen diese Vorteile verstärken können, um einen ganzheitlichen Ansatz für die Gesundheit zu schaffen, der Körper, Geist und Seele unterstützt.

Betrachten Sie Ihre Gesundheit als ein Puzzle. Ernährung ist ein entscheidendes Puzzlestück, aber nicht das einzige. Hochwertiger Schlaf, effektives Stressmanagement, regelmäßige körperliche Aktivität und Achtsamkeitspraktiken sind ebenso wichtige Komponenten, die zusammen ein vollständiges Bild des Wohlbefindens ergeben. Diese Lebensstiländerungen können Entzündungen reduzieren, Ihr Immunsystem stärken und Ihre Lebensqualität insgesamt verbessern.

Dieses Kapitel wird Sie durch praktische, forschungsbasierte Strategien führen, um diese Lebensstiländerungen in Ihren Alltag zu integrieren. Egal, ob Sie mit chronischen Entzündungen zu kämpfen haben oder einfach nur Ihre Gesundheit verbessern möchten, diese Tipps helfen Ihnen, ein ausgewogenes und erfülltes Leben zu führen.

Sind Sie bereit, den nächsten Schritt zu besserer Gesundheit zu gehen? Lassen Sie uns eintauchen und entdecken, wie diese Lebensstiländerungen Ihre entzündungshemmende Ernährung ergänzen und Sie zu einem gesünderen, glücklicheren Ich führen können.

Bedeutung von Schlaf und Stressbewältigung

Auf dem Weg zu optimaler Gesundheit sind qualitativ hochwertiger Schlaf und effektive Stressbewältigung ebenso entscheidend wie eine nährstoffreiche Ernährung. Gemeinsam bilden sie die Grundlage eines ausgewogenen Lebensstils, der das allgemeine Wohlbefinden unterstützt und Entzündungen reduziert. Dieser Abschnitt beleuchtet die tiefgreifenden Auswirkungen von Schlaf und Stress auf Entzündungen und bietet detaillierte Einblicke sowie praktische Tipps zur Verbesserung Ihrer Gesundheit.

Auswirkungen von Schlaf auf Entzündungen

Qualitativ hochwertiger Schlaf ist für zahlreiche Körperfunktionen essenziell, einschließlich der Regulierung von Entzündungen. Während des Schlafs durchläuft der Körper wichtige Prozesse, die Gewebe reparieren, Hormone ausbalancieren und das Immunsystem stärken. Unzureichender oder schlechter Schlaf kann diese Prozesse stören, was zu erhöhten Entzündungen und einer Vielzahl von Gesundheitsproblemen führt.

1) **Reduktion von Entzündungsmarkern:**

- C-reaktives Protein (CRP): Die CRP-Werte, ein Marker für Entzündungen, sind bei Personen, die weniger als sechs Stunden Schlaf pro Nacht bekommen, signifikant höher. Chronische Schlafentbehrung führt zu dauerhaft hohen CRP-Werten, was auf anhaltende Entzündungen hinweist.

- Interleukin-6 (IL-6): Schlaf hilft, IL-6, ein Zytokin, das an Entzündungen beteiligt ist, zu regulieren. Schlechter Schlaf kann zu erhöhten IL-6-Werten führen, was entzündliche Erkrankungen begünstigt.

2) **Hormonelle Balance:**

- Cortisol: Schlaf hilft, Cortisol, das primäre Stresshormon des Körpers, zu regulieren. Hohe Cortisolwerte aufgrund von Schlafmangel können zu erhöhten Entzündungen und Stress im Körper führen.

- Melatonin: Dieses Hormon, das während des Schlafs produziert wird, hat antioxidative Eigenschaften, die helfen, Entzündungen zu reduzieren und Zellschäden zu schützen.

3) **Unterstützung des Immunsystems:**

- T-Zell-Funktion: Ausreichender Schlaf verbessert die T-Zell-Funktion, die für die Immunabwehr entscheidend ist. T-Zellen helfen, infizierte oder krebsartige Zellen zu identifizieren und anzugreifen, was Entzündungen reduziert und die allgemeine Immunität unterstützt.

Beispiele:

- Verbesserte Herzgesundheit: Konsistenter, qualitativ hochwertiger Schlaf senkt das Risiko von Herz-Kreislauf-Erkrankungen, indem er Entzündungen verringert und den Blutdruck reguliert.

- Verbesserte kognitive Funktion: Guter Schlaf verbessert das Gedächtnis, die Konzentration und die Entscheidungsfindung, indem er die

Gehirnentzündung reduziert und die neuronale Reparatur fördert.

- Bessere Gewichtskontrolle: Schlaf hilft, Hormone wie Leptin und Ghrelin zu regulieren, die Hunger und Appetit steuern, wodurch das Risiko von entzündungsbedingten Fettleibigkeit verringert wird.

Auswirkungen von Stress auf Entzündungen

Chronischer Stress ist ein wesentlicher Faktor für Entzündungen. Wenn der Körper eine Bedrohung wahrnimmt, wird die Stressreaktion aktiviert, die Hormone wie Cortisol und Adrenalin freisetzt. Während diese Reaktion in akuten Situationen vorteilhaft ist, führt chronischer Stress zu dauerhaft hohen Hormonniveaus, was zu erhöhten Entzündungen und zahlreichen Gesundheitsproblemen führt.

1) Stresshormone und Entzündungen:

- Cortisol: Längere hohe Cortisolwerte können das Immunsystem unterdrücken, den Blutzuckerspiegel erhöhen und die Ansammlung von viszeralem Fett fördern, was alles zur Entzündung beiträgt.

- Adrenalin: Durch chronischen Stress ausgelöste Adrenalinfreisetzung kann zu erhöhtem Blutdruck und Herzfrequenz führen, was das Risiko entzündlicher Herz-Kreislauf-Erkrankungen erhöht.

2) Verhaltensauswirkungen:

- Ungesunde Ernährungsentscheidungen: Stress führt oft zu ungesunden Essgewohnheiten, wie einer erhöhten Aufnahme von zuckerhaltigen und verarbeiteten Lebensmitteln, die entzündlich sind.

- Verminderte körperliche Aktivität: Hohe Stresslevels können die Motivation zur körperlichen Aktivität verringern, die für die Reduzierung von Entzündungen entscheidend ist.

3) Psychische und physische Gesundheit:

- Mentale Gesundheit: Chronischer Stress steht im Zusammenhang mit Angstzuständen und Depressionen, die Entzündungen weiter verschärfen können.

- Physische Gesundheit: Stressbedingte Erkrankungen wie Reizdarmsyndrom (IBS), Psoriasis und rheumatoide Arthritis sind durch chronische Entzündungen gekennzeichnet.

Beispiele:

- Herz-Kreislauf-Gesundheit: Chronischer Stress ist ein Risikofaktor für Bluthochdruck und Atherosklerose, Erkrankungen, die mit hohen Entzündungswerten verbunden sind.

- Verdauungsgesundheit: Stress kann entzündliche Verdauungszustände wie IBS und Morbus Crohn verschärfen.

- Mentale Gesundheit: Stressbewältigung durch Achtsamkeitspraktiken kann Symptome von Angst und Depression verringern und damit die Entzündung senken.

Praktische Tipps zur Verbesserung des Schlafs und zur Stressbewältigung

1) Schlaf verbessern:

- Routinen etablieren: Halten Sie einen konsistenten Schlafrhythmus ein, indem Sie jeden Tag zur gleichen Zeit ins Bett gehen und aufstehen.

- Schlafumgebung schaffen: Stellen Sie sicher, dass Ihr Schlafzimmer kühl, dunkel und ruhig ist. Verwenden Sie Verdunkelungsvorhänge und ziehen Sie in Betracht, ein Geräuschgerät zu nutzen, um störende Geräusche auszublenden.

- Bildschirmzeit begrenzen: Vermeiden Sie Bildschirme mindestens eine Stunde vor dem Schlafengehen, um die Exposition gegenüber blauem Licht zu reduzieren, das die Melatoninproduktion stören kann.

- Vor dem Schlafengehen entspannen: Betätigen Sie sich mit beruhigenden Aktivitäten wie Lesen, einem warmen Bad oder sanftem Yoga, um Ihren Körper auf den Schlaf vorzubereiten.

2) **Stress bewältigen:**

- Achtsamkeitsmeditation: Praktizieren Sie täglich Achtsamkeit oder Meditation, um den Geist zu beruhigen und Stress abzubauen. Apps wie Headspace oder Calm können Sie durch Achtsamkeitsübungen führen.

- Tiefenatmungsübungen: Verwenden Sie Techniken zur tiefen Atmung, wie z.B. Zwerchfellatmung oder Boxatmung, um die Entspannungsreaktion des Körpers zu aktivieren.

- Körperliche Aktivität: Integrieren Sie regelmäßige Bewegung in Ihre Routine, wie z.B. Gehen, Laufen oder Yoga, um Stress abzubauen und Entzündungen zu senken.

- Hobbys nachgehen: Verbringen Sie Zeit mit Aktivitäten, die Freude und Entspannung bringen, wie Gartenarbeit, Malen oder Musizieren.

- Soziale Unterstützung: Verbinden Sie sich mit Freunden und Familie, um Erfahrungen auszutauschen und emotionale Unterstützung zu suchen.

Qualitativ hochwertiger Schlaf und effektive Stressbewältigung sind wesentliche Bestandteile eines entzündungshemmenden Lebensstils. Indem Sie diesen Aspekten Priorität einräumen, können Sie Entzündungen erheblich reduzieren, Ihre Immunfunktion verbessern und Ihre allgemeine Gesundheit steigern. Die Kombination dieser Lebensstiländerungen mit einer entzündungshemmenden Ernährung schafft einen umfassenden Ansatz für das Wohlbefinden, der ein ausgewogenes und erfülltes Leben unterstützt.

Körperliche Aktivität und deren entzündungshemmende Wirkung

Körperliche Aktivität ist ein Grundpfeiler eines gesunden Lebensstils und spielt eine entscheidende Rolle bei der Verringerung von Entzündungen. Regelmäßige Bewegung hilft nicht nur, ein gesundes Gewicht zu halten, sondern verbessert auch die Herz-Kreislauf-Gesundheit, hebt die Stimmung und senkt das Risiko chronischer Krankheiten.

Für diejenigen, die eine entzündungshemmende Ernährung befolgen, kann die Integration der richtigen Arten von körperlicher Aktivität die Vorteile erheblich verstärken.

Entzündungshemmende Effekte der körperlichen Aktivität

1. Reduziert Entzündungsmarker: Bewegung hilft, die Werte von C-reaktivem Protein (CRP) und anderen Entzündungsmarkern im Blut zu senken. Diese Marker sind mit chronischen Entzündungen verbunden und Vorboten verschiedener Krankheiten, einschließlich Herzkrankheiten und Diabetes.

2. Stärkt die Immunfunktion: Körperliche Aktivität kurbelt das Immunsystem an, sodass es effizienter Infektionen bekämpfen und Entzündungen reduzieren kann. Regelmäßige Bewegung verbessert die Zirkulation von Immunzellen und erhöht deren Fähigkeit, Krankheitserreger zu erkennen und zu bekämpfen.

3. Unterstützt das Gewichtsmanagement: Ein gesundes Gewicht zu halten, ist entscheidend für die Verringerung von Entzündungen, da überschüssiges

Fettgewebe entzündungsfördernde Zytokine produziert. Bewegung hilft, Kalorien zu verbrennen, Muskeln aufzubauen und Körperfett zu reduzieren, wodurch die entzündliche Belastung des Körpers verringert wird.

4. Verbessert die Darmgesundheit: Regelmäßige körperliche Aktivität hat sich positiv auf das Mikrobiom des Darms ausgewirkt und fördert das Wachstum nützlicher Bakterien, die helfen, Entzündungen zu regulieren. Ein gesundes Mikrobiom des Darms ist für die allgemeine Gesundheit unerlässlich und spielt eine bedeutende Rolle bei der Reduzierung systemischer Entzündungen.

5. Setzt entzündungshemmende Proteine frei: Bewegung regt die Produktion von Myokinen an, das sind entzündungshemmende Proteine, die während körperlicher Aktivität von den Muskeln freigesetzt werden. Diese Proteine helfen, Entzündungen im gesamten Körper zu reduzieren und haben schützende Wirkungen auf verschiedene Organe.

Empfohlene Übungen

Um die entzündungshemmenden Vorteile körperlicher Aktivität zu maximieren, ist es wichtig, eine Vielzahl von Übungen durchzuführen, die aerobes Training, Krafttraining, Flexibilität und Gleichgewichtstraining kombinieren. Hier sind einige empfohlene Übungen mit detaillierten Beispielen:

1) Aerobic-Übungen

Aerobic-Übungen, auch bekannt als Cardiotraining, erhöhen die Herzfrequenz und verbessern die Herz-Kreislauf-Gesundheit. Sie sind effektiv zur Reduzierung von Entzündungen und zur Verbesserung der allgemeinen Fitness.

- Gehen: Eine gelenkschonende Übung, die überall durchgeführt werden kann. Ziel sind mindestens 30 Minuten zügiges Gehen an den meisten Tagen der Woche.

- Laufen oder Joggen: Hervorragend für die Herzgesundheit und zur Kalorienverbrennung.

Beginnen Sie mit kurzen Distanzen und steigern Sie allmählich Ihre Laufstrecke.

- Radfahren: Ob auf einem Heimtrainer oder im Freien, Radfahren ist eine ausgezeichnete Möglichkeit, die Herzgesundheit zu verbessern und Entzündungen zu senken.

- Schwimmen: Ein Ganzkörpertraining, das gelenkschonend ist und sich ideal für Menschen mit Arthritis oder Gelenkschmerzen eignet.

2) Krafttraining

Krafttraining hilft, Muskelmasse aufzubauen, die Knochendichte zu verbessern und den Stoffwechsel zu steigern. Es hat auch entzündungshemmende Effekte, indem es viszerales Fett reduziert und die Produktion entzündungshemmender Myokine erhöht.

- Gewichtheben: Verwenden Sie freie Gewichte oder Kraftgeräte, um Übungen wie Bizeps-Curls, Bankdrücken und Kniebeugen durchzuführen. Streben Sie zwei bis drei Krafttrainingseinheiten pro Woche an.

- Körpergewichtsübungen: Übungen wie Liegestütze, Klimmzüge, Ausfallschritte und Planks können ohne Geräte durchgeführt werden und sind äußerst effektiv zum Muskelaufbau.

- Widerstandsbänder: Diese bieten Widerstand während der Übungen und können verwendet werden, um verschiedene Muskelgruppen gezielt zu trainieren. Sie sind tragbar und vielseitig für verschiedene Kraftübungen.

3) Flexibilitäts- und Gleichgewichtsübungen

Flexibilitäts- und Gleichgewichtsübungen verbessern die Gelenkbeweglichkeit, reduzieren das Verletzungsrisiko und steigern die allgemeine körperliche Leistung. Sie sind besonders vorteilhaft für ältere Erwachsene und Menschen mit Arthritis.

- Yoga: Kombiniert Flexibilität, Kraft und Achtsamkeit. Posen wie der herabschauende Hund, Krieger und Baum verbessern Flexibilität und Gleichgewicht.

- Tai Chi: Eine sanfte Form der Kampfkunst, die sich auf langsame, gezielte Bewegungen und tiefes Atmen konzentriert. Sie verbessert Gleichgewicht, Flexibilität und geistige Klarheit.

- Dehnen: Integrieren Sie tägliche Dehnübungen, um die Flexibilität zu verbessern und Muskelverspannungen zu reduzieren. Konzentrieren Sie sich auf die großen Muskelgruppen wie Oberschenkelrückseite, Waden, Schultern und Rücken.

4) Hochintensives Intervalltraining (HIIT)

HIIT umfasst kurze, intensive Übungseinheiten, gefolgt von Ruhephasen oder niedrigintensiven Übungen. Es ist effektiv zur Verbesserung der Herz-Kreislauf-Gesundheit, zur Fettverbrennung und zur Reduzierung von Entzündungen.

- Beispiele: Eine typische HIIT-Einheit könnte 30 Sekunden Sprinten gefolgt von 1 Minute Gehen umfassen, wiederholt über 20-30 Minuten. Weitere HIIT-Übungen sind Hampelmänner, Burpees und hohe Knie.

5) Körper-Geist-Übungen

Diese Übungen kombinieren körperliche Bewegung mit mentalem Fokus und sind hervorragend zur Reduzierung von Stress und Entzündungen.

- Pilates: Konzentriert sich auf die Rumpfstärke, Flexibilität und achtsame Bewegung. Pilates-Übungen verbessern die Haltung, das Gleichgewicht und das allgemeine Körperbewusstsein.

- Meditatives Gehen: Kombiniert Gehen mit Achtsamkeitspraktiken. Konzentrieren Sie sich beim Gehen auf Ihre Atmung, die Umgebung und die Empfindungen in Ihrem Körper.

Tipps für den Einstieg

1) Setzen Sie realistische Ziele

- Klein anfangen: Wenn Sie neu im Sport sind, beginnen Sie mit kurzen Einheiten und steigern Sie allmählich Dauer und Intensität.

- Konsequent sein: Streben Sie mindestens 150 Minuten moderate aerobe Aktivität oder 75 Minuten intensive

Aktivität pro Woche an, kombiniert mit muskelstärkenden Aktivitäten an zwei oder mehr Tagen pro Woche.

2) Erstellen Sie eine ausgewogene Routine

- Variieren Sie die Übungen: Integrieren Sie eine Vielzahl von Übungen, um verschiedene Muskelgruppen zu trainieren und Langeweile zu vermeiden.

- Ruhe und Erholung: Geben Sie Ihrem Körper Zeit zur Erholung zwischen den Trainingseinheiten, um Übertraining zu vermeiden und das Verletzungsrisiko zu reduzieren.

3) Finden Sie Unterstützung

- Trainingspartner: Trainieren Sie mit einem Freund oder nehmen Sie an einem Kurs teil, um motiviert zu bleiben und die körperliche Aktivität angenehmer zu gestalten.

- Fortschritt verfolgen: Verwenden Sie einen Fitness-Tracker oder ein Tagebuch, um Ihren Fortschritt zu überwachen und Meilensteine zu feiern.

4) Bleiben Sie hydratisiert und gut ernährt

- Hydration: Trinken Sie viel Wasser vor, während und nach dem Training, um hydratisiert zu bleiben.

- Ernährung: Versorgen Sie Ihren Körper mit nährstoffreichen Lebensmitteln, die Energie und Erholung unterstützen. Dazu gehört die Integration von Lebensmitteln aus Ihrer entzündungshemmenden Ernährung, um die Vorteile zu maximieren.

5) Hören Sie auf Ihren Körper

Anpassungen vornehmen: Modifizieren Sie Übungen entsprechend Ihrem Fitnesslevel und eventuellen körperlichen Einschränkungen. Wenn Sie Schmerzen oder Unbehagen verspüren, stoppen Sie und konsultieren Sie einen Gesundheitsfachmann.

Die Integration regelmäßiger körperlicher Aktivität in Ihren Lebensstil kann die entzündungshemmenden Vorteile Ihrer

Ernährung erheblich steigern. Durch die Durchführung einer Vielzahl von Übungen, einschließlich aerobem Training, Krafttraining, Flexibilität und Körper-Geist-Praktiken, können Sie Entzündungen effektiv reduzieren und die allgemeine Gesundheit unterstützen. Körperliche Aktivität ergänzt nicht nur eine entzündungshemmende Ernährung, sondern trägt auch zu einem ganzheitlichen Ansatz für das Wohlbefinden bei, der Körper, Geist und Seele umfasst.

Achtsamkeitspraktiken: Yoga und Meditation

Achtsamkeitspraktiken wie Yoga und Meditation sind kraftvolle Werkzeuge, die eine entzündungshemmende Ernährung und Lebensweise ergänzen können. Diese Praktiken helfen, Stress abzubauen, die geistige Klarheit zu verbessern und ein Gefühl des Wohlbefindens zu fördern, was alles zur Senkung von Entzündungen im Körper beiträgt. Dieser Abschnitt bietet detaillierte Inhalte zu den Techniken und Vorteilen von Yoga und Meditation und bietet praktische Anleitungen zur Integration dieser Praktiken in Ihre tägliche Routine.

Yoga-Techniken

Yoga ist eine ganzheitliche Praxis, die körperliche Haltungen (Asanas), Atemübungen (Pranayama) und Meditation kombiniert. Es gibt verschiedene Yoga-Stile, jeder mit einzigartigen Vorteilen und Schwerpunkten.

1) **Hatha Yoga**

- Fokus: Balanciert Körper und Geist durch sanfte Haltungen und Atemübungen.

- Techniken: Beinhaltet grundlegende Haltungen wie die Bergstellung, den herabschauenden Hund und die sitzende Vorbeuge.

- Vorteile: Verbessert Flexibilität, Kraft und Entspannung. Ideal für Anfänger und diejenigen, die Stress abbauen möchten.

2) **Vinyasa Yoga**

- Fokus: Ein dynamischer Fluss von Haltungen, der mit dem Atem verbunden ist.

- Techniken: Sonnengrüße, Krieger-Sequenzen und Gleichgewichtshaltungen.

- Vorteile: Verbessert die Herz-Kreislauf-Gesundheit, baut Kraft auf und erhöht die Flexibilität. Geeignet für diejenigen, die ein intensiveres Training suchen.

3) Restorative Yoga

- Fokus: Tiefe Entspannung und Stressabbau durch passive Dehnung.

- Techniken: Verwendung von Hilfsmitteln wie Polstern, Decken und Blöcken, um den Körper in entspannenden Haltungen zu unterstützen.

- Vorteile: Beruhigt das Nervensystem, reduziert Stress und fördert die Heilung. Ideal für Regeneration und tiefe Entspannung.

4) Bikram Yoga

- Fokus: Wird in einem beheizten Raum praktiziert und besteht aus einer Reihe von 26 Haltungen.

- Techniken: Beinhaltet stehende, balancierende und Bodenhaltungen.

- Vorteile: Verbessert die Flexibilität, entgiftet den Körper durch Schwitzen und baut Kraft auf. Geeignet für diejenigen, die sich mit Wärme wohlfühlen.

Vorteile von Yoga

1) Reduziert Stress und Entzündungen

- Mechanismus: Yoga aktiviert das parasympathische Nervensystem, was dem Körper hilft, sich zu entspannen und Stresshormone wie Cortisol zu reduzieren.

- Beispiel: Regelmäßige Praxis von restorative Yoga kann die CRP-Werte senken und chronische Entzündungen reduzieren.

2) Verbessert Flexibilität und Kraft

- Mechanismus: Körperhaltungen dehnen und stärken die Muskeln, was die allgemeine körperliche Gesundheit verbessert.

- Beispiel: Das Praktizieren von Haltungen wie Krieger und Baum kann die Beinmuskulatur stärken und das Gleichgewicht verbessern.

3) Verbessert geistige Klarheit und Konzentration

- Mechanismus: Achtsame Bewegungen und Atemübungen verbessern die Konzentration und geistige Klarheit.

- Beispiel: Gleichgewichtshaltungen wie die Adlerhaltung erfordern Konzentration, was die kognitive Funktion verbessern kann.

4) Unterstützt die Herz-Kreislauf-Gesundheit

- Mechanismus: Dynamische Stile wie Vinyasa verbessern die Herzfrequenz und die Durchblutung.

- Beispiel: Fließsequenzen erhöhen die kardiovaskuläre Ausdauer und unterstützen die Herzgesundheit.

Meditations-Techniken

Meditation beinhaltet das Fokussieren des Geistes und das Eliminieren von Ablenkungen, um einen Zustand geistiger

Klarheit und emotionaler Ruhe zu erreichen. Es gibt mehrere Meditations-Techniken, von denen jede einzigartige Vorteile bietet.

1) Achtsamkeitsmeditation

- Fokus: Beobachtung von Gedanken, Gefühlen und Empfindungen ohne Urteil.

- Techniken: Setzen Sie sich bequem hin, konzentrieren Sie sich auf Ihren Atem und bringen Sie Ihre Aufmerksamkeit sanft zurück, wenn sie abschweift.

- Vorteile: Reduziert Stress, verbessert die emotionale Regulierung und erhöht das Selbstbewusstsein.

2) Geführte Meditation

- Fokus: Folgen Sie der Anleitung eines Erzählers, um beruhigende Szenen zu visualisieren oder spezifische Ziele zu erreichen.

- Techniken: Nutzen Sie Apps oder Audioaufnahmen, die Sie durch Entspannungs- und Visualisierungsübungen führen.

- Vorteile: Lindert Angst, verbessert die Konzentration und fördert die Entspannung.

3) Transzendentale Meditation (TM)

- Fokus: Wiederholung eines Mantras im Stillen, um einen tiefen Ruhezustand zu erreichen.

- Techniken: Setzen Sie sich bequem mit geschlossenen Augen und wiederholen Sie ein gewähltes Mantra für 20 Minuten zweimal täglich.

- Vorteile: Reduziert Stress, senkt den Blutdruck und verbessert die allgemeine psychische Gesundheit.

4) Loving-Kindness-Meditation (Metta)

- Fokus: Kultivierung von Mitgefühl und Liebe gegenüber sich selbst und anderen.

- Techniken: Wiederholen Sie Phrasen wie „Möge ich glücklich sein, möge ich gesund sein" und erweitern Sie diese Wünsche auf andere.

- Vorteile: Erhöht Empathie, reduziert negative Emotionen und stärkt soziale Verbindungen.

Vorteile der Meditation

1) Reduziert Stress und Angst

- Mechanismus: Meditation verringert die Aktivität des sympathischen Nervensystems und reduziert Stress und Angst.

- Beispiel: Achtsamkeitsmeditation kann die Cortisolwerte senken und ein Gefühl der Ruhe fördern.

2) Verbessert die emotionale Gesundheit

- Mechanismus: Meditation erhöht die Produktion von Serotonin und anderen Neurotransmittern, die die Stimmung verbessern.

- Beispiel: Regelmäßige Praxis von Loving-Kindness-Meditation kann positive Emotionen verstärken und Gefühle von Einsamkeit verringern.

3) Erhöht Fokus und Konzentration

- Mechanismus: Meditation trainiert das Gehirn, die Aufmerksamkeit aufrechtzuerhalten und das Abschweifen des Geistes zu reduzieren.

- Beispiel: Transzendentale Meditation kann die Konzentration und kognitive Funktion verbessern, was der Arbeit und dem Studium zugutekommt.

4) Unterstützt die körperliche Gesundheit

- Mechanismus: Meditation senkt den Blutdruck, verbessert die Herzfrequenzvariabilität und reduziert Entzündungen.

- Beispiel: Geführte Meditation kann die Schlafqualität verbessern, Schmerzen reduzieren und die allgemeine körperliche Gesundheit fördern.

Die Integration von Yoga und Meditation in Ihre tägliche Routine kann die entzündungshemmenden Vorteile Ihrer Ernährung erheblich steigern. Diese Achtsamkeitspraktiken helfen, Stress abzubauen, die geistige Klarheit zu verbessern und das allgemeine Wohlbefinden zu fördern. Durch die Kombination von Yoga und Meditation mit Ihrer entzündungshemmenden Ernährung können Sie einen ausgewogenen, erfüllenden Lebensstil schaffen, der die langfristige Gesundheit unterstützt.

Während wir unsere Reise fortsetzen, wird das nächste Kapitel den Aufbau eines stärkeren Immunsystems durch Ernährungs- und Lebensstiländerungen behandeln. Sie werden über die spezifischen Lebensmittel erfahren, die das Immunsystem stärken, und über die Praktiken, die die Immunität unterstützen. Bleiben Sie dran, um zu entdecken, wie Sie die Abwehrkräfte Ihres Körpers stärken und optimale Gesundheit durch eine entzündungshemmende Ernährung und ergänzende Lebensstiländerungen erreichen können.

Kapitel Sieben

Ein stärkeres Immunsystem aufbauen

Stellen Sie sich Ihren Körper als eine Festung vor, die ständig von verschiedenen Eindringlingen wie Bakterien, Viren und anderen Krankheitserregern belagert wird. Ihr Immunsystem ist die engagierte Armee, die diese Festung verteidigt und stets bereit ist, Ihre Gesundheit zu schützen. Doch wie jede Armee benötigt es die richtige Unterstützung und Ernährung, um optimal zu funktionieren.

In unseren vorherigen Kapiteln haben wir die kraftvolle Wirkung einer entzündungshemmenden Ernährung und vorteilhafter Lebensstiländerungen wie körperlicher Aktivität, Yoga und Meditation untersucht. Nun richten wir unseren Fokus auf einen der entscheidendsten Aspekte Ihrer Gesundheitsreise: den Aufbau eines stärkeren Immunsystems.

Ein robustes Immunsystem bedeutet nicht nur, Krankheiten zu vermeiden; es geht darum, in allen Lebensbereichen zu gedeihen. Es hilft Ihnen, schneller zu genesen, Ihre Energieniveaus aufrechtzuerhalten und chronische Entzündungen in Schach zu halten. Dieses Kapitel widmet sich dem Verständnis, wie Sie die natürlichen Abwehrkräfte Ihres Körpers durch gezielte Ernährungsentscheidungen und Lebensstilpraktiken stärken können.

Wir werden die wichtige Rolle der Ernährung bei der Unterstützung der Immun Gesundheit beleuchten und spezifische Nahrungsmittel hervorheben, die das Immunsystem stärken und vor Krankheiten schützen. Darüber hinaus werden wir praktische Lebensstiländerungen erkunden, die Ihre Immunantwort verbessern können, und Ihnen einen umfassenden Leitfaden zur Erreichung optimaler Gesundheit bieten.

Egal, ob Sie mit chronischen Entzündungen zu kämpfen haben oder einfach nur Ihre Immunabwehr stärken möchten, dieses Kapitel bietet wertvolle Einblicke und umsetzbare Tipps. Indem Sie diese Strategien in Ihren Alltag integrieren, sind Sie gut gerüstet, um ein stärkeres, widerstandsfähigeres Immunsystem aufzubauen.

Sind Sie bereit, die Abwehrkräfte Ihres Körpers zu stärken und einen Weg zu besserer Gesundheit einzuschlagen? Lassen Sie uns eintauchen und die kraftvollen Möglichkeiten entdecken, wie Sie Ihr Immunsystem durch eine entzündungshemmende Ernährung und unterstützende Lebensstiländerungen verbessern können.

Wie die Ernährung die Immunfunktion beeinflusst

Auf unserem Weg zu besserer Gesundheit ist es von größter Bedeutung, die Verbindung zwischen Ernährung und Immunfunktion zu verstehen. Eine ausgewogene Ernährung versorgt nicht nur Ihren Körper mit Energie, sondern spielt auch eine entscheidende Rolle bei der Stärkung Ihres Immunsystems. Die Lebensmittel, die Sie konsumieren, liefern die notwendigen Nährstoffe, die die Funktion der Immunzellen unterstützen, Entzündungen reduzieren und die Fähigkeit Ihres Körpers verbessern, Krankheitserreger abzuwehren. Lassen Sie uns erkunden, wie die Ernährung die Immunfunktion beeinflusst und auf spezifische Weisen, wie eine entzündungshemmende Ernährung Ihre Abwehrkräfte stärken kann.

Die Verbindung zwischen Ernährung und Immunität

Das Immunsystem ist ein komplexes Netzwerk von Zellen, Geweben und Organen, das zusammenarbeitet, um den Körper vor schädlichen Eindringlingen zu verteidigen. Nährstoffe aus der Nahrung, die wir zu uns nehmen, sind entscheidend für das Wachstum, die Entwicklung und die Funktion der Immunzellen. Eine Ernährung, die reich an Vitaminen, Mineralstoffen, Antioxidantien und gesunden Fetten ist, unterstützt die Immungesundheit, indem sie:

I) **Wesentliche Nährstoffe für Immunzellen bereitstellt**

- Vitamin C: In Zitrusfrüchten, Erdbeeren und Paprika enthalten, fördert Vitamin C die Produktion von weißen Blutkörperchen, die entscheidend für die Bekämpfung von Infektionen sind.

Beispiel: Der Verzehr einer Orange oder die Zugabe von roten Paprika zu Ihrem Salat kann die Fähigkeit Ihres Körpers verbessern, Erkältungen und Grippe abzuwehren.

- Vitamin D: In fettem Fisch, angereicherten Milchprodukten und durch Sonnenlichtexposition vorhanden, moduliert Vitamin D die Immunantwort und reduziert Entzündungen.

Beispiel: Die Aufnahme von Lachs in Ihren wöchentlichen Speiseplan oder das Verweilen im Freien kann helfen, angemessene Vitamin D-Spiegel aufrechtzuerhalten, die für die Immungesundheit entscheidend sind.

- Vitamin E: Reichlich in Nüssen, Samen und grünem Blattgemüse enthalten, wirkt Vitamin E als Antioxidans und schützt Immunzellen vor Schäden.

Beispiel: Der Verzehr von Mandeln oder das Hinzufügen von Spinat zu Ihren Smoothies kann Ihre Immunabwehr stärken.

2) Die Gesundheit des Darms fördern

- Probiotika: In fermentierten Lebensmitteln wie Joghurt, Kefir und Sauerkraut enthalten, unterstützen Probiotika das Mikrobiom des Darms, das eng mit der Immungesundheit verbunden ist.

Beispiel: Die Integration einer Portion Joghurt in Ihr Frühstück kann nützliche Bakterien einführen, die die Darm- und Immunfunktion verbessern.

- Präbiotika: Dies sind Ballaststoffe, die in Obst, Gemüse und Vollkornprodukten vorkommen und nützliche Darmbakterien ernähren.

Beispiel: Eine ballaststoffreiche Ernährung mit Lebensmitteln wie Äpfeln, Bananen und Hafer unterstützt ein gesundes Mikrobiom des Darms und folglich ein robustes Immunsystem.

3) Chronische Entzündungen reduzieren

- Omega-3-Fettsäuren: In fettem Fisch, Leinsamen und Walnüssen enthalten, haben Omega-3-Fettsäuren entzündungshemmende Eigenschaften, die die Immungesundheit unterstützen.

Beispiel: Das Hinzufügen von Leinsamen zu Ihrem morgendlichen Smoothie oder das Essen einer Handvoll Walnüsse als Snack kann Entzündungen reduzieren und die Immunfunktion verbessern.

- Antioxidantien: In einer Vielzahl von Obst und Gemüse vorhanden, neutralisieren Antioxidantien freie Radikale und reduzieren oxidativen Stress, der die Immunfunktion beeinträchtigen kann.

Beispiel: Der Verzehr einer bunten Ernährung, die reich an Beeren, Karotten und Tomaten ist, sorgt für eine hohe Aufnahme von Antioxidantien, die Immunzellen schützen und unterstützen.

4) Eine angemessene Hydration sicherstellen

- Wasser: Essentiell für jede Körperfunktion, einschließlich des Immunsystems, hilft eine ausreichende Flüssigkeitszufuhr, Nährstoffe zu den Zellen zu transportieren und Toxine aus dem Körper zu entfernen.

Beispiel: Der tägliche Verzehr von mindestens acht Gläsern Wasser stellt sicher, dass Ihr Immunsystem optimal funktioniert.

5) Zellreparatur und -wachstum unterstützen

- Proteine: In magerem Fleisch, Fisch, Bohnen und Hülsenfrüchten enthalten, sind Proteine notwendig für das Wachstum und die Reparatur von Körpergeweben, einschließlich der Immunzellen.

Beispiel: Die Integration proteinreicher Lebensmittel wie Hähnchenbrust oder Linsen in Ihre Mahlzeiten kann die Bausteine liefern, die für eine starke Immunantwort erforderlich sind.

Die Verbindung zwischen Ernährung und Immunfunktion ist unbestreitbar. Durch die Integration nährstoffreicher Lebensmittel aus einer entzündungshemmenden Ernährung können Sie die Fähigkeit Ihres Körpers, Infektionen zu bekämpfen, chronische Entzündungen zu reduzieren und die allgemeine Gesundheit aufrechtzuerhalten, erheblich verbessern. Die richtige Kombination aus Vitaminen, Mineralstoffen, Antioxidantien und gesunden Fetten unterstützt die Funktion der Immunzellen, fördert ein gesundes Mikrobiom des Darms und gewährleistet eine angemessene Hydration sowie Zellreparatur.

Lebensmittel, die die Immunität stärken

Aufbauend auf unserem Verständnis, wie die Ernährung die Immunfunktion beeinflusst, ist es wichtig, sich auf bestimmte Lebensmittel zu konzentrieren, die besonders effektiv zur Stärkung des Immunsystems sind. Die Integration dieser immunstärkenden Lebensmittel in Ihre Ernährung kann Ihrem Körper die notwendigen Nährstoffe liefern, um Infektionen zu bekämpfen, Entzündungen zu reduzieren und die allgemeine Gesundheit zu erhalten. Dieser Abschnitt wird die wichtigsten Lebensmittel detailliert beschreiben, die Ihr Immunsystem stärken können, und wie Sie sie in Ihre täglichen Mahlzeiten einbeziehen können, mit einem Fokus auf deutsche Lebensmittel.

Immunsystem-stärkende Lebensmittel

1) Sauerkraut

Vorteile:

- Hoch in Vitamin C und vorteilhaften Probiotika, die die Produktion von weißen Blutkörperchen erhöhen und die Darmgesundheit unterstützen.

- Reich an Antioxidantien, die Immunzellen vor Schäden schützen.

Beispiele:

- Beilage: Servieren Sie Sauerkraut als Beilage zu Würstchen oder anderen Fleischgerichten.

- Belag: Verwenden Sie Sauerkraut als Belag für Sandwiches und Burger.

- Salat: Integrieren Sie Sauerkraut in Salate für zusätzlichen Crunch und Geschmack.

2) Rote Paprika

Vorteile:

- Enthalten doppelt so viel Vitamin C wie Zitrusfrüchte sowie Beta-Carotin.

- Unterstützen die Hautgesundheit und die Immunabwehr.

Beispiele:

- Salate: Fügen Sie geschnittene rote Paprika zu Ihren Salaten für einen bunten, knackigen Akzent hinzu.

- Pfannengerichte: Integrieren Sie rote Paprika in Gemüse- oder Hähnchenpfannengerichte.

- Snacks: Essen Sie rohe Scheiben von roter Paprika mit Hummus als gesunden Snack.

3) Brokkoli

Vorteile:

- Vollgepackt mit den Vitaminen A, C und E, Ballaststoffen und Antioxidantien.

- Verbessert die Immunfunktion und die Entgiftungsprozesse.

Beispiele:

- Gedämpfter Brokkoli: Servieren Sie gedämpften Brokkoli als Beilage.

- Brokkolisuppe: Bereiten Sie eine cremige Brokkolisuppe mit Gemüsebrühe und Gewürzen zu.

- Gebratener Brokkoli: Braten Sie Brokkoli mit Knoblauch und Sojasauce für eine schnelle, gesunde Mahlzeit.

4) Knoblauch

Vorteile:

- Enthält Verbindungen wie Allicin, die immunstärkende Eigenschaften haben.

- Hilft, die Schwere von Erkältungen und anderen Krankheiten zu verringern.

Beispiele:

- Knoblauchbrot: Bestreichen Sie Vollkornbrot mit Knoblauchbutter und rösten Sie es.

- Gerösteter Knoblauch: Fügen Sie gerösteten Knoblauch zu Kartoffelbrei oder Nudelgerichten hinzu.

- Knoblauch beim Kochen: Verwenden Sie gehackten Knoblauch in Suppen, Eintöpfen und Marinaden.

5) Ingwer

Vorteile:

- Hat entzündungshemmende und antioxidative Eigenschaften.

- Hilft, chronische Entzündungen zu reduzieren und die Immunantwort zu unterstützen.

Beispiele:

- Ingwertee: Brühen Sie frische Ingwerscheiben in heißem Wasser für einen beruhigenden Tee.

- Smoothies: Fügen Sie geriebenen Ingwer zu Ihrem morgendlichen Smoothie hinzu.

- Kochen: Verwenden Sie Ingwer in Pfannengerichten, Suppen und Backwaren.

6) Spinat

Vorteile:

- Reich an Vitamin C, Beta-Carotin und Antioxidantien.

- Verbessert die Immunfunktion und die allgemeine Gesundheit.

Beispiele:

- Salate: Verwenden Sie frische Spinatblätter als Basis für Salate.

- Smoothies: Mischen Sie Spinat in Smoothies mit Früchten und Joghurt.

- Gebratener Spinat: Braten Sie Spinat mit Knoblauch und Olivenöl als Beilage.

7) Quark (deutscher Frischkäse)

Vorteile:

- Enthält Probiotika, die die Darmgesundheit unterstützen.

- Ein gesunder Darmmikrobiom ist entscheidend für ein starkes Immunsystem.

Beispiele:

- Frühstück: Genießen Sie eine Schüssel Quark mit Müsli und frischen Früchten.

- Smoothies: Mischen Sie Quark in Smoothies für eine cremige Textur.

- Dips: Verwenden Sie Quark als Basis für gesunde Dips, wie einen Kräuterquark-Dip.

8) Mandeln

Vorteile:

- Hoch in Vitamin E und gesunden Fetten.

- Vitamin E ist ein kraftvolles Antioxidans, das dem Körper hilft, Infektionen abzuwehren.

Beispiele:

- Snacks: Essen Sie eine Handvoll Mandeln als Snack.

- Salate: Streuen Sie geschnittene Mandeln über Salate.

- Backen: Verwenden Sie Mandelmehl in Backrezepten für zusätzliche Nährstoffe.

9) Kurkuma

Vorteile:

- Enthält Curcumin, eine Verbindung mit starken entzündungshemmenden Wirkungen.

- Verbessert die Immunfunktion und hilft dem Körper, Entzündungen zu bekämpfen.

Beispiele:

- Goldene Milch: Bereiten Sie ein warmes Getränk mit Kurkuma, Milch und Honig zu.

- Kochen: Fügen Sie Kurkuma zu Suppen, Eintöpfen und Reisgerichten hinzu.

- Smoothies: Mischen Sie Kurkuma in Smoothies mit Ingwer und Früchten.

10) Grüner Tee

Vorteile:

- Reich an Antioxidantien wie Flavonoiden und Epigallocatechingallat (EGCG).

- Unterstützt die Immunität und bietet entzündungshemmende Vorteile.

Beispiele:

- Tee: Trinken Sie täglich grünen Tee als Teil Ihrer Morgenroutine.

- Smoothies: Fügen Sie grünes Teepulver (Matcha) zu Smoothies hinzu.

- Kochen: Verwenden Sie gebrühten grünen Tee als Basis für Suppen und Brühen.

Die Integration dieser immunstärkenden Lebensmittel in Ihre Ernährung kann die Fähigkeit Ihres Körpers, Infektionen zu bekämpfen, Entzündungen zu reduzieren und die allgemeine Gesundheit zu erhalten, erheblich verbessern. Indem Sie sich auf eine Vielzahl nährstoffreicher Lebensmittel konzentrieren, können Sie Ihr Immunsystem unterstützen und einen ausgewogenen, gesunden Lebensstil schaffen.

Lebensstilpraktiken für die Immun Gesundheit

Neben einer nährstoffreichen Ernährung kann die Annahme bestimmter Lebensstilpraktiken Ihre Immun Gesundheit erheblich verbessern. Diese Gewohnheiten unterstützen das Immunsystem, indem sie Stress reduzieren, erholsamen Schlaf fördern, körperliche Aktivität anregen und das allgemeine Wohlbefinden stärken. In diesem Abschnitt werden detaillierte Lebensstilpraktiken untersucht, die Ihnen helfen können, ein starkes und widerstandsfähiges Immunsystem aufrechtzuerhalten.

Gewohnheiten zur Stärkung der Immunität

1) Regelmäßige Bewegung

Regelmäßige körperliche Aktivität ist eine der effektivsten Methoden, um Ihr Immunsystem zu stärken. Bewegung hilft, Bakterien aus den Lungen und Atemwegen zu entfernen, reduziert Entzündungen und fördert die gesunde Zirkulation von Immunzellen.

- Mäßige Bewegung: Streben Sie mindestens 150 Minuten mäßige Bewegung pro Woche an, wie z. B. zügiges Gehen, Schwimmen oder Radfahren. Ein täglicher 30-minütiger Spaziergang im Park kann die Herz-Kreislauf-Gesundheit verbessern und die Immunfunktion stärken.

- Krafttraining: Integrieren Sie muskelstärkende Aktivitäten an zwei oder mehr Tagen pro Woche, wie z. B. Gewichte heben oder Widerstandsbänder verwenden. Übungen wie Kniebeugen, Liegestütze und Gewichtheben verbessern die Muskelmasse und unterstützen die allgemeine Gesundheit.

- Flexibilität und Balance: Integrieren Sie Yoga oder Pilates in Ihre Routine, um Flexibilität und Balance zu verbessern und Stress abzubauen. Praktiken wie Yoga dehnen und stärken nicht nur die Muskeln, sondern fördern auch Entspannung und geistige Klarheit.

2) Ausreichender Schlaf

Qualitätsschlaf ist entscheidend für die Immun Gesundheit. Während des Schlafs repariert der Körper Gewebe, produziert wichtige Hormone und verbessert die Funktion der Immunzellen. Schlafmangel kann das Immunsystem schwächen und die Anfälligkeit für Infektionen erhöhen.

Beispiele:

- Schlafroutine: Stellen Sie einen regelmäßigen Schlafrhythmus ein, indem Sie jeden Tag zur gleichen Zeit ins Bett gehen und aufstehen, auch an Wochenenden. Diese Konsistenz hilft, die innere Uhr Ihres Körpers zu regulieren.

- Schlafumgebung: Schaffen Sie eine schlaffreundliche Umgebung, indem Sie Ihr Schlafzimmer kühl, dunkel und ruhig halten. Erwägen Sie die Verwendung von Verdunkelungsvorhängen und weißen Rauschmaschinen, um Störungen zu minimieren.

- Vor-Schlaf-Routine: Engagieren Sie sich in beruhigenden Aktivitäten vor dem Schlafengehen, wie Lesen, einem warmen Bad oder

Achtsamkeitsmeditation. Vermeiden Sie Bildschirme mindestens eine Stunde vor dem Schlafengehen, um die Exposition gegenüber blauem Licht zu reduzieren, das den Schlaf stören kann.

3) Stressmanagement

Chronischer Stress kann das Immunsystem unterdrücken und die Anfälligkeit für Krankheiten erhöhen. Effektive Stressbewältigungstechniken können helfen, eine gesunde Immunreaktion aufrechtzuerhalten.

Beispiele:

- Achtsamkeitsmeditation: Praktizieren Sie täglich Achtsamkeitsmeditation, um Stress abzubauen und die geistige Klarheit zu verbessern. Selbst 10 Minuten fokussiertes Atmen und Achtsamkeit können das Stressniveau erheblich senken.

- Tiefenatmungsübungen: Verwenden Sie Tiefenatmungstechniken, um die Entspannungsreaktion des Körpers zu aktivieren. Techniken wie das Zwerchfellatmen können überall praktiziert werden und helfen, Angst abzubauen.

- Hobbys und Interessen: Betätigen Sie sich in Aktivitäten, die Freude und Entspannung bringen, wie Gartenarbeit, Malen oder Musizieren. Diese Aktivitäten können von Stressfaktoren ablenken und ein Gefühl der Erfüllung und des Friedens vermitteln.

4) Ausreichende Hydration

Ausreichende Flüssigkeitszufuhr ist entscheidend für die Immun Gesundheit. Wasser unterstützt die Fähigkeit des Körpers, Nährstoffe zu den Zellen zu transportieren, Abfallprodukte zu entfernen und die allgemeinen Körperfunktionen aufrechtzuerhalten.

Beispiele:

- Tägliche Wasseraufnahme: Streben Sie an, mindestens 8 Gläser Wasser pro Tag zu trinken. Diese Menge kann je nach Aktivitätsniveau und Klima variieren, also hören Sie auf die Signale Ihres Körpers für Durst.

- Hydratisierende Lebensmittel: Integrieren Sie hydratisierende Lebensmittel in Ihre Ernährung, wie Gurken, Wassermelonen und Orangen. Diese

Lebensmittel liefern zusätzliche Flüssigkeit und essentielle Nährstoffe.

- Hydrations-Erinnerungen: Verwenden Sie eine Wasserflasche mit Zeitmarkierungen, um sich daran zu erinnern, über den Tag verteilt Wasser zu trinken. Dies kann Ihnen helfen, konsistente Hydratationsniveaus aufrechtzuerhalten.

5) Vermeidung von Rauchen und übermäßigem Alkohol

Sowohl Rauchen als auch übermäßiger Alkoholkonsum können das Immunsystem schwächen. Die Vermeidung dieser Gewohnheiten kann helfen, die optimale Immunfunktion und die allgemeine Gesundheit aufrechtzuerhalten.

Beispiele:

- Rauchentwöhnung: Suchen Sie Unterstützung beim Aufhören mit dem Rauchen, wie z. B. Beratung, Nikotinersatztherapie oder Selbsthilfegruppen. Die Reduzierung der Exposition gegenüber Passivrauch ist ebenfalls wichtig für die Immun Gesundheit.

- Mäßiger Alkoholkonsum: Begrenzen Sie den Alkoholkonsum auf mäßige Mengen, definiert als bis zu einem Getränk pro Tag für Frauen und bis zu zwei Getränken pro Tag für Männer. Wählen Sie jede Woche alkoholfreie Tage, um Ihrem Körper eine Pause zu gönnen.

6) Gesunde Ernährung

Eine ausgewogene Ernährung, die reich an Früchten, Gemüse, Vollkornprodukten, magerem Eiweiß und gesunden Fetten ist, unterstützt die Immunfunktion. Nährstoffreiche Lebensmittel liefern die Vitamine, Mineralien und Antioxidantien, die für ein robustes Immunsystem notwendig sind.

Beispiele:

- Bunte Teller: Streben Sie an, eine Vielzahl von bunten Früchten und Gemüse in Ihre Mahlzeiten einzubeziehen. Lebensmittel wie Beeren, Blattgemüse und Süßkartoffeln sind reich an immunstärkenden Nährstoffen.

- Vollwertige Lebensmittel: Konzentrieren Sie sich auf Vollwertkost anstelle von verarbeiteten Lebensmitteln. Vollkornprodukte, Nüsse, Samen und mageres Eiweiß bieten nachhaltige Energie und essentielle Nährstoffe.

- Gesunde Fette: Integrieren Sie Quellen gesunder Fette, wie Olivenöl, Avocados und fettreichen Fisch. Diese Fette unterstützen die Integrität der Zellmembranen und reduzieren Entzündungen.

Durch die Annahme dieser Lebensstilpraktiken können Sie Ihre Immun Gesundheit und Ihr allgemeines Wohlbefinden erheblich verbessern. Regelmäßige Bewegung, ausreichender Schlaf, effektives Stressmanagement, angemessene Hydration, die Vermeidung von Rauchen und übermäßigem Alkohol sowie eine gesunde Ernährung sind alles entscheidende Komponenten eines robusten Immunsystems.

Im nächsten Kapitel werden wir uns mit der natürlichen Steigerung der Energielevels befassen. Sie werden die Verbindung zwischen Entzündungen und Müdigkeit kennenlernen, Lebensmittel und Praktiken entdecken, die die Energie steigern, und die Bedeutung der Hydration verstehen.

Bleiben Sie dran, um zu erfahren, wie Sie durch natürliche Lebensmittel und Lebensstiländerungen lebendige Energie und Wohlbefinden erreichen können und Ihren Weg zu einem gesünderen, ausgewogeneren Leben fortsetzen.

Kapitel Acht

Energielevel auf natürliche Weise steigern

In unserer bisherigen Reise haben wir untersucht, wie eine entzündungshemmende Ernährung und Lebensstiländerungen Ihr Immunsystem und Ihre allgemeine Gesundheit stärken können. Jetzt tauchen wir ein in die aufregende Welt der natürlichen Energie. Für viele kann chronische Entzündung und Müdigkeit selbst die einfachsten Aufgaben wie monumentale Herausforderungen erscheinen lassen. Doch mit dem richtigen Wissen und den passenden Werkzeugen können Sie Ihre Energie und Lebensfreude zurückgewinnen.

Energie bedeutet nicht nur, wach zu bleiben; es geht darum, lebendig zu fühlen. Es geht um die physische und mentale Widerstandsfähigkeit, nicht nur zu überleben, sondern zu gedeihen. Jeder Bissen Nahrung, jeder Tropfen Wasser, jede gesunde Gewohnheit, die Sie annehmen, kann entweder Ihre Energie rauben oder Ihr Feuer entfachen. Indem Sie die komplexe Verbindung zwischen Entzündung und Müdigkeit verstehen und Lebensmittel sowie Praktiken annehmen, die Ihre Energielevel auf natürliche Weise erhöhen, können Sie Ihr tägliches Erlebnis transformieren.

Betrachten Sie Ihren Körper als ein fein abgestimmtes Instrument. Wenn es mit den richtigen Lebensmitteln und Gewohnheiten genährt wird, schwingt es mit Effizienz und Vitalität. Doch wenn es mit Entzündungen und schlechten Entscheidungen belastet ist, kämpft es darum, seine beste Melodie zu spielen. Dieses Kapitel ist Ihr Leitfaden, um Ihren Körper auf optimale Leistung einzustellen. Wir werden lebendige, energieboostende Lebensmittel, die entscheidende Rolle der Hydration und Lebensstilpraktiken erkunden, die Ihre Energielevel von Sonnenaufgang bis Sonnenuntergang hochhalten.

Sind Sie bereit, die Geheimnisse grenzenloser Energie zu entschlüsseln? Begleiten Sie uns auf dieser spannenden Reise, um zu entdecken, wie einfache, natürliche Veränderungen Ihr

Leben mit der Energie erfüllen können, die Sie benötigen, um voll und freudig zu leben.

Zusammenhang zwischen Entzündungen und Müdigkeit

Chronische Entzündung ist ein stiller Saboteur, der Ihre Energiereserven erschöpfen und Sie ständig müde fühlen lassen kann. Zu verstehen, wie Entzündung die Energielevel beeinflusst, ist entscheidend für jeden, der seine Gesundheit und Vitalität durch Ernährungs- und Lebensstiländerungen verbessern möchte. Dieser Abschnitt beleuchtet die komplexe Verbindung zwischen Entzündung und Müdigkeit und bietet Einblicke, wie die Bekämpfung von Entzündungen dazu beitragen kann, Ihre Energie wiederherzustellen.

Wie Entzündung die Energie beeinflusst

1) Überlastung des Immunsystems

Wenn Ihr Körper ständig gegen Entzündungen kämpft, ist Ihr Immunsystem in einem Zustand der Überlastung. Diese anhaltende Aktivierung verbraucht erhebliche Energieressourcen und führt zu Erschöpfung und Müdigkeit.

Beispiel: Stellen Sie sich Ihr Immunsystem als ein Verteidigungsteam vor, das ständig gegen Eindringlinge kämpft. Wenn die Entzündung chronisch ist, arbeitet dieses Team rund um die Uhr und erschöpft die Energiereserven des Körpers. Dies kann dazu führen, dass Sie sich erschöpft fühlen, ähnlich wie nach einer durchwachten Nacht.

2) Produktion von entzündungsfördernden Zytokinen

Entzündung löst die Freisetzung von Zytokinen aus, die Signalmoleküle sind, die Immunantworten regulieren. Während diese Moleküle für die Bekämpfung von Infektionen und die Heilung von Verletzungen unerlässlich sind, kann ihre chronische Präsenz die Energieproduktion und -regulation beeinträchtigen.

Beispiel: Zytokine wie Interleukin-6 (IL-6) und Tumornekrosefaktor-alpha (TNF-α) können die Blut-Hirn-Schranke überwinden und die Gehirnfunktion beeinflussen. Sie können den Hypothalamus stören, das

Gehirnareal, das den Schlaf-Wach-Rhythmus reguliert, was
zu gestörtem Schlaf und anhaltender Müdigkeit führt.

3) Einfluss auf die Mitochondrien

Mitochondrien sind die Kraftwerke der Zellen,
verantwortlich für die Energieproduktion in Form von
Adenosintriphosphat (ATP). Chronische Entzündung kann
Mitochondrien schädigen und ihre Fähigkeit beeinträchtigen,
effizient Energie zu erzeugen.

Beispiel: Wenn Ihre Mitochondrien ständig von
entzündlichen Prozessen angegriffen werden, ist es, als würde
man einen Motor mit niedrigem Kraftstoff betreiben. Diese
Ineffizienz führt zu einer verringerten ATP-Produktion, was
dazu führt, dass Sie sich müde fühlen und nicht Ihr Bestes
geben können.

4) Nährstoffmangel

Entzündung kann essentielle Nährstoffe erschöpfen, die für
die Energieproduktion entscheidend sind. Chronische
entzündliche Erkrankungen führen oft zu erhöhtem
oxidativem Stress, der Antioxidantien und andere Nährstoffe

verbraucht, die für die Zellreparatur und den Energiestoffwechsel benötigt werden.

Beispiel: Zustände wie rheumatoide Arthritis und entzündliche Darmerkrankungen führen oft zu Nährstoffmängeln. Zum Beispiel sind Vitamin B12 und Eisen entscheidend für die Energie, und ihre Erschöpfung aufgrund chronischer Entzündung kann zu Anämie und tiefgreifender Müdigkeit führen.

5) Gestörtes hormonelles Gleichgewicht

Entzündung kann auch das hormonelle Gleichgewicht im Körper stören, insbesondere Hormone, die Energie und Stress regulieren. Cortisol, das primäre Stresshormon, kann in Gegenwart chronischer Entzündung dysreguliert werden, was zu Nebennierenerschöpfung führt.

Beispiel: Hohe Cortisolwerte über längere Zeiträume können zu einem Zustand führen, der als Nebennierenerschöpfung bekannt ist, gekennzeichnet durch Erschöpfungsgefühle, Schlafstörungen und Schwierigkeiten, mit Stress umzugehen.

6) Schlechte Schlafqualität

Chronische Entzündung kann die Schlafqualität direkt beeinträchtigen, indem sie Schmerzen, Unbehagen und Störungen der Schlafmuster verursacht. Schlechter Schlaf verstärkt die Müdigkeit und schafft einen Teufelskreis niedriger Energie und erhöhter Entzündung.

Beispiel: Menschen mit chronischen entzündlichen Erkrankungen wie Arthritis erleben oft Schmerzen, die ihre Fähigkeit beeinträchtigen, erholsamen Schlaf zu bekommen. Dieser Mangel an regenerativem Schlaf verschärft die Müdigkeit und macht es schwieriger, die täglichen Aktivitäten zu bewältigen.

Die Verbindung zwischen Entzündung und Müdigkeit ist tiefgreifend und vielschichtig. Chronische Entzündung erschöpft die Energieressourcen des Körpers, indem sie das Immunsystem in Überlastung hält, den Schlaf stört, essentielle Nährstoffe erschöpft und zelluläre Kraftwerke wie Mitochondrien schädigt. Durch die Bekämpfung von Entzündungen durch Ernährungs- und Lebensstiländerungen können Sie Ihre Energielevel und Ihr allgemeines Wohlbefinden erheblich verbessern.

Lebensmittel und Praktiken, die Energie steigern

Um ein konstantes Energieniveau zu erreichen, insbesondere für Menschen mit chronischen Entzündungen, ist es entscheidend, sich auf Lebensmittel und Lebensstilpraktiken zu konzentrieren, die die natürliche Energieproduktion unterstützen und Müdigkeit reduzieren. Dieser Abschnitt bietet detaillierte Inhalte zu fortschrittlichen, energetisierenden Lebensmitteln und Gewohnheiten, die auf ein deutsches Publikum zugeschnitten sind und einen praktischen Ansatz zur Steigerung der Vitalität durch Ernährungs- und Lebensstiländerungen gewährleisten.

Energiegeladene Lebensmittel

1) Hafer und Vollkornprodukte

Vollkornprodukte wie Hafer sind ausgezeichnete Quellen für komplexe Kohlenhydrate, die über den Tag hinweg eine gleichmäßige Energiefreisetzung bieten. Sie sind auch reich an Ballaststoffen, die die Verdauungsgesundheit unterstützen und den Blutzuckerspiegel stabilisieren.

Beispiele:

- Bircher Müsli: Ein traditionelles deutsches Frühstück aus Hafer, geriebenem Apfel, Joghurt, Nüssen und Samen. Dieses Gericht bietet eine ausgewogene Mischung aus Kohlenhydraten, Proteinen und Fetten für nachhaltige Energie.

- Roggenbrot: Roggenbrot, ein Grundnahrungsmittel in Deutschland, ist reich an Ballaststoffen und Nährstoffen. Genießen Sie es mit einem Aufstrich aus Quark und einer Scheibe Räucherlachs für eine nahrhafte, energieanregende Mahlzeit.

2) Fermentierte Lebensmittel

Fermentierte Lebensmittel wie Sauerkraut und Kefir sind reich an Probiotika, die die Darmgesundheit unterstützen, die eng mit dem allgemeinen Energieniveau und der Immunfunktion verbunden ist.

Beispiele:

- Sauerkraut: Integrieren Sie Sauerkraut in Ihre Mahlzeiten als Beilage, um die Darmgesundheit zu fördern und das Energieniveau zu unterstützen. Der hohe Vitamin-C-Gehalt stärkt zudem das Immunsystem.

- Kefir: Ein fermentiertes Milchgetränk, das reich an Probiotika ist. Genießen Sie ein Glas Kefir zum Frühstück oder als Snack am Nachmittag, um Energie und Verdauungsgesundheit aufrechtzuerhalten.

3) Nüsse und Samen

Nüsse und Samen sind reich an gesunden Fetten, Proteinen sowie wichtigen Vitaminen und Mineralstoffen, die einen schnellen Energieschub bieten und das Energieniveau über den Tag hinweg aufrechterhalten.

Beispiele:

- Walnüsse und Haselnüsse: Diese in Deutschland häufig vorkommenden Nüsse sind reich an Omega-3-Fettsäuren und Antioxidantien. Knabbern Sie eine

Handvoll gemischter Nüsse für einen nahrhaften Energieschub.

- Kürbiskerne: Diese Samen sind ein beliebter Snack in Deutschland und bieten Magnesium und Zink, die für den Energiestoffwechsel und die Immunfunktion wichtig sind.

4) Fettreicher Fisch

Fettreiche Fische wie Hering und Makrele sind reich an Omega-3-Fettsäuren, die entzündungshemmende Eigenschaften haben und die Gehirngesundheit sowie die Energieproduktion unterstützen.

Beispiele:

- Matjes: Ein traditionelles deutsches Gericht, das eine hohe Dosis an Omega-3-Fettsäuren liefert. Genießen Sie es als Teil einer Mahlzeit oder auf Vollkornbrot für ein energiereiches Mittagessen.

- Makrele: Integrieren Sie Makrele in Ihre Ernährung, indem Sie sie gegrillt oder geräuchert zubereiten. Sie passt gut zu gedünstetem Gemüse und Vollkornprodukten.

5) Dunkle Schokolade

Dunkle Schokolade mit einem hohen Kakaoanteil (70 % oder mehr) ist reich an Antioxidantien und kann einen schnellen Energieschub bieten, während sie die Stimmung und die kognitive Funktion verbessert.

Beispiele:

- Schwarzwälder Kirschtorte: Obwohl traditionell ein Genuss, kann die Verwendung von dunkler Schokolade in Maßen gesundheitliche Vorteile bieten. Genießen Sie ein kleines Stück als köstliches und energiespendendes Dessert.

- Dunkle Schokoladenstückchen: Halten Sie eine Tafel hochwertiger dunkler Schokolade bereit für einen schnellen Energieschub während des Tages.

Energiegebende Gewohnheiten

1) Regelmäßige körperliche Aktivität

Die Integration regelmäßiger körperlicher Aktivität in Ihren Alltag kann die Energielevels erheblich steigern, indem sie die Durchblutung verbessert, die Stimmung hebt und die allgemeine Fitness erhöht.

Beispiele:

- Radfahren: Eine beliebte Aktivität in Deutschland, die nicht nur die Herzgesundheit fördert, sondern auch die Energielevels steigert. Streben Sie tägliches Radfahren an, sei es für den Arbeitsweg oder zur Freizeitgestaltung.

- Nordic Walking: Dieses Ganzkörpertraining verbessert die Herz-Kreislauf-Gesundheit und steigert die Energie. Praktizieren Sie Nordic Walking in Parks oder auf Landwegen für Bewegung und Entspannung.

2) Achtsamkeit und Entspannung

Das Praktizieren von Achtsamkeit und Entspannungstechniken kann Stress reduzieren, die Schlafqualität verbessern und die allgemeine Energie steigern.

- Yoga und Meditation: Integrieren Sie Yoga und Meditation in Ihre tägliche Routine, um Stress abzubauen und Entspannung zu fördern. Diese Praktiken können besonders nach einem langen Tag oder vor dem Schlafengehen vorteilhaft sein.

- Waldtherapie: Verbringen Sie Zeit in der Natur, um Stress abzubauen und Körper sowie Geist zu regenerieren. Deutschlands reichhaltige Wälder bieten den perfekten Rahmen für diese entspannende Praxis.

3) Ausgewogene Mahlzeitenplanung

Das Planen ausgewogener Mahlzeiten, die eine Vielzahl von Makro- und Mikronährstoffen enthalten, kann helfen, die Energielevels über den Tag hinweg aufrechtzuerhalten.

Beispiele:

- Mahlzeitenvorbereitung: Bereiten Sie ausgewogene Mahlzeiten im Voraus zu, um sicherzustellen, dass Sie nahrhafte Optionen zur Verfügung haben. Integrieren

Sie eine Mischung aus Proteinen, Vollkornprodukten und Gemüse in jede Mahlzeit.

- Portionskontrolle: Achten Sie auf die Portionsgrößen, um Überessen zu vermeiden, was zu Trägheit führen kann. Kleinere, häufigere Mahlzeiten können helfen, die Energielevels aufrechtzuerhalten.

4) Ausreichende Hydration

Eine ausreichende Flüssigkeitszufuhr ist entscheidend für die Aufrechterhaltung der Energielevels und der allgemeinen Gesundheit. Dehydration kann zu Müdigkeit und verminderter kognitiver Funktion führen.

Beispiele:

- Mineralwasser: Trinken Sie viel Mineralwasser, ein Grundnahrungsmittel in Deutschland, um hydratisiert zu bleiben. Die enthaltenen Mineralien können zudem die allgemeine Gesundheit unterstützen.

- Kräutertees: Genießen Sie eine Vielzahl von Kräutertees wie Kamille, Pfefferminze und Rooibos. Diese Tees hydratisieren nicht nur, sondern bieten auch verschiedene gesundheitliche Vorteile.

Durch die Fokussierung auf fortschrittliche energisierende Lebensmittel und die Annahme gesunder Gewohnheiten können Sie Ihre Energielevels und Ihr allgemeines Wohlbefinden erheblich steigern. Die Integration nährstoffreicher Lebensmittel wie Hafer, fermentierte Lebensmittel, Nüsse, Samen, fettreichen Fisch und dunkle Schokolade sowie regelmäßige körperliche Aktivität, Achtsamkeitspraktiken, ausgewogene Mahlzeitenplanung und angemessene Hydration kann Ihre tägliche Erfahrung und Vitalität transformieren.

Bedeutung der Hydration

Hydration ist ein grundlegender Aspekt zur Aufrechterhaltung von Energielevels und allgemeiner Gesundheit. Der menschliche Körper besteht zu etwa 60 % aus Wasser, das eine entscheidende Rolle in nahezu jeder Körperfunktion spielt. Eine angemessene Hydration ist unerlässlich für die Erhaltung von Energie, da sie alles von zellulären Prozessen bis hin zur kognitiven Funktion beeinflusst. Dieser Abschnitt untersucht die Bedeutung der Hydration, erläutert, wie Wasser die Energieerhaltung unterstützt, und bietet praktische Tipps, um sicherzustellen, dass Sie ausreichend hydriert bleiben.

Die Rolle von Wasser bei der Energieerhaltung

1) Zelluläre Funktion und Energieproduktion

Wasser ist entscheidend für die zelluläre Funktion und die Energieproduktion. Es hilft beim Transport von Nährstoffen zu den Zellen und bei der Beseitigung von Abfallprodukten. Eine angemessene Hydration stellt sicher, dass die Zellen effizient Adenosintriphosphat (ATP), den primären Energieträger im Körper, produzieren können.

Beispiel: Stellen Sie sich Ihre Zellen wie Fabriken vor, die Energie produzieren. Wasser fungiert als Lieferwagen, der die Rohstoffe (Nährstoffe) bringt und die Abfallprodukte abholt. Ohne genügend Wasser verlangsamen sich diese Prozesse, was zu einer verringerten Energieproduktion und erhöhter Müdigkeit führt.

2) Regulierung der Körpertemperatur

Die Aufrechterhaltung einer optimalen Körpertemperatur ist entscheidend für die Erhaltung der Energielevels. Wasser hilft, die Körpertemperatur durch Schwitzen und Atmung zu regulieren, wodurch eine Überhitzung verhindert wird und sichergestellt wird, dass Enzyme und Stoffwechselprozesse effizient funktionieren.

Beispiel: Während körperlicher Aktivität schwitzt Ihr Körper, um sich abzukühlen. Wenn Sie nicht ausreichend hydriert sind, hat Ihr Körper Schwierigkeiten, die Temperatur zu regulieren, was zu Hitzeschlag und einem schnellen Rückgang der Energielevels führen kann.

3) Kognitive Funktion und mentale Klarheit

Dehydrierung kann die kognitive Funktion und die mentale Klarheit erheblich beeinträchtigen. Selbst leichte Dehydrierung kann zu Konzentrationsschwierigkeiten, kurzfristigem Gedächtnis und Wachsamkeit führen, was alles zu Müdigkeitsgefühlen beitragen kann.

Beispiel: Wenn Sie schon einmal einen Nachmittagsabfall bei der Arbeit erlebt haben, könnte das nicht nur auf Hunger oder Müdigkeit zurückzuführen sein. Oft ist es ein Zeichen von Dehydrierung. Das Trinken von Wasser über den Tag hinweg kann helfen, die mentale Klarheit aufrechtzuerhalten und Ihre Energielevels stabil zu halten.

4) Verdauung und Nährstoffaufnahme

Wasser ist unerlässlich für die Verdauung und die Nährstoffaufnahme. Es hilft, die Nahrung im Magen abzubauen und unterstützt die Aufnahme von Nährstoffen im Darm. Eine angemessene Hydration stellt sicher, dass Ihr Körper die Nährstoffe aus Ihrer Ernährung effizient nutzen kann, um Energie zu produzieren.

Beispiel: Wasser zu den Mahlzeiten zu trinken kann die Verdauung unterstützen und helfen, Verstopfung zu verhindern, die Unbehagen und Müdigkeit verursachen kann. Eine ausreichende Hydration unterstützt einen reibungslosen Verdauungsprozess und eine optimale Nährstoffaufnahme.

5) Gelenk- und Muskel-Funktion

Hydration ist entscheidend für die Aufrechterhaltung der Gelenk- und Muskel-Funktion. Wasser schmiert Gelenke

und Gewebe, wodurch das Risiko von Unbehagen und
Verletzungen verringert wird. Es hilft auch, dass Muskeln
effizient kontrahieren und entspannen, was für anhaltende
körperliche Aktivität und Energielevels entscheidend ist.

Beispiel: Athleten und aktive Personen erleben oft
Muskelkrämpfe und Gelenkschmerzen, wenn sie dehydriert
sind. Ausreichend Wasser vor, während und nach dem
Training zu trinken, kann helfen, diese Probleme zu
verhindern und Energie sowie Leistung aufrechtzuerhalten.

6) Entgiftung und Immunfunktion

Wasser spielt eine Schlüsselrolle bei der Entgiftung und der
Unterstützung des Immunsystems. Es hilft den Nieren,
Abfallprodukte aus dem Blut zu filtern und sie über den Urin
auszuscheiden. Eine angemessene Hydration unterstützt die
Immunfunktion, indem sichergestellt wird, dass der Körper
Toxine effizient entfernen und Infektionen bekämpfen kann.

Beispiel: Betrachten Sie Hydration als das Reinigungssystem
Ihres Körpers. Genau wie Sie keinen Müll in Ihrem Zuhause
anhäufen würden, sorgt eine ausreichende Hydration dafür,

dass Ihr Körper Abfallprodukte effektiv entfernen kann, sodass Sie sich energiegeladen und gesund fühlen.

Praktische Tipps zur Aufrechterhaltung der Hydration

1) Trinken Sie regelmäßig Wasser

Zielen Sie darauf ab, täglich mindestens 8 Gläser (etwa 2 Liter) Wasser zu trinken. Dies kann je nach Aktivitätsniveau, Klima und individuellen Bedürfnissen variieren. Tragen Sie eine wiederverwendbare Wasserflasche bei sich, um sich daran zu erinnern, über den Tag verteilt Wasser zu trinken.

Beispiel: Stellen Sie Erinnerungen auf Ihrem Telefon ein, um jede Stunde einen Schluck Wasser zu nehmen. Dies kann Ihnen helfen, eine Gewohnheit der regelmäßigen Hydration zu entwickeln.

2) Integrieren Sie hydrierende Lebensmittel

Integrieren Sie wasserreiche Lebensmittel in Ihre Ernährung, um die Hydration zu steigern. Früchte und Gemüse wie Gurken, Wassermelonen, Orangen und Erdbeeren haben einen hohen Wassergehalt und tragen zur gesamten Flüssigkeitsaufnahme bei.

Beispiel: Genießen Sie einen erfrischenden Salat mit Gurken, Tomaten und Blattgemüse oder naschen Sie im Sommer Wassermelonenstücke.

3) Überwachen Sie Ihre Hydrationslevels

Achten Sie auf Anzeichen von Dehydrierung, wie dunklen Urin, trockenen Mund, Schwindel und Müdigkeit. Die Überwachung der Farbe Ihres Urins kann eine einfache Möglichkeit sein, die Hydration zu beurteilen — hellgelb zeigt eine angemessene Hydration an, während dunklere Farben darauf hindeuten, dass Sie mehr Wasser trinken müssen.

Beispiel: Wenn Sie feststellen, dass Ihr Urin konstant dunkelgelb ist, erhöhen Sie Ihre Wasseraufnahme und beobachten Sie, ob sich Ihre Energie und Ihr Wohlbefinden verbessern.

4) Hydratisieren Sie vor, während und nach dem Training

Bleiben Sie rund um Ihre körperlichen Aktivitäten hydriert. Trinken Sie Wasser vor dem Training, um mit der Hydration zu beginnen, nippen Sie während des Trainings an Wasser, um die durch Schwitzen verlorenen Flüssigkeiten zu ersetzen, und rehydrieren Sie danach, um die Erholung zu unterstützen.

Beispiel: Bei einem einstündigen Workout sollten Sie mindestens 500 ml Wasser vor Beginn trinken und weiterhin kleine Mengen während und nach Ihrer Sitzung zu sich nehmen.

Hydration ist ein Grundpfeiler der Energieerhaltung und allgemeinen Gesundheit. Indem Sie sicherstellen, dass Sie genügend Wasser trinken und hydrierende Lebensmittel in Ihre Ernährung integrieren, können Sie die zelluläre Funktion unterstützen, die Körpertemperatur regulieren, die kognitive Leistung verbessern und die Verdauung sowie die Nährstoffaufnahme fördern. Eine angemessene Hydration unterstützt auch die Gelenk- und Muskel-Funktion, die Entgiftung und die Immun-Gesundheit, die alle zur Aufrechterhaltung der Energielevels beitragen.

Im nächsten Kapitel werden wir einfache entzündungshemmende Rezepte erkunden, die in Ihre tägliche Routine integriert werden können. Sie werden köstliche und nahrhafte Gerichte entdecken, die Ihre Gesundheitsziele unterstützen und Ihre Energielevels steigern. Bleiben Sie dran, um zu erfahren, wie Sie die Zubereitung von Mahlzeiten zu einem nahtlosen und angenehmen Teil Ihrer Reise zu einem gesünderen, ausgewogeneren Leben machen können.

Durch die Integration dieser Lebensstiländerungen zur Förderung der Gesundheit und die Einbeziehung natürlicher Lebensmittel zur Energiegewinnung durch die entzündungshemmende Ernährung können Sie optimale Gesundheit und Wohlbefinden erreichen und jeden Tag mehr Energie und Vitalität genießen.

Kapitel Neun

Einfache entzündungshemmende Rezepte

Stellen Sie sich Folgendes vor: Es ist das Ende eines langen Tages, und Sie fühlen sich erschöpft. Sie wissen, dass Sie eine Mahlzeit benötigen, die nicht nur schnell und einfach, sondern auch nahrhaft und revitalisierend ist. Stellen Sie sich vor, Sie hätten ein Repertoire an Rezepten zur Hand, die köstlich, einfach zuzubereiten und reich an entzündungshemmenden Zutaten sind, die Ihre Gesundheit und Ihr Wohlbefinden unterstützen. Dieses Kapitel ist hier, um diese Vision Wirklichkeit werden zu lassen.

Wir haben die wesentlichen Aspekte einer entzündungshemmenden Ernährung erkundet und verstanden, wie sie Ihren Körper nährt, Ihr Immunsystem stärkt und Ihre Energielevels aufrechterhält. Jetzt ist es an der

Zeit, dieses Wissen in die Praxis umzusetzen mit praktischen, köstlichen Rezepten, die sich leicht in Ihren Alltag integrieren lassen. Egal, ob Sie ein erfahrener Koch oder ein Küchenneuling sind, diese Rezepte sind so gestaltet, dass sie zugänglich und befriedigend sind und Ihnen helfen, Ihre Gesundheitsziele zu erreichen.

Der Zweck dieses Buches ist es, eine wertvolle Ressource für alle zu sein, die ihre Gesundheit durch Ernährungs- und Lebensstiländerungen verbessern möchten. Die Rezepte in diesem Kapitel spiegeln diese Mission wider und bieten eine vielfältige Auswahl an Gerichten, die unterschiedlichen Geschmäckern und diätetischen Bedürfnissen gerecht werden. Indem Sie diese Mahlzeiten in Ihre Ernährung integrieren, werden Sie nicht nur das kulinarische Erlebnis genießen, sondern auch die Kraft entzündungshemmender Lebensmittel nutzen, um die natürlichen Abwehrkräfte Ihres Körpers zu unterstützen und langfristiges Wohlbefinden zu fördern.

Sind Sie bereit, Ihre Mahlzeiten mit geschmackvollen, gesundheitsfördernden Zutaten zu bereichern? Lassen Sie uns in die Welt der einfachen entzündungshemmenden Rezepte eintauchen und entdecken, wie Sie alltägliche Zutaten in nahrhafte Gerichte verwandeln können, die die Sinne erfreuen und den Körper nähren.

Frühstücks-, Mittags- und Abendessenoptionen

Frühstücksoptionen

1) Bircher Müsli mit entzündungshemmendem Twist

Zutaten:

- 1 Tasse Haferflocken

- 1 Tasse Mandelmilch

- 1 geriebener Apfel (mit Schale)

- 1 EL Chiasamen

- 1/4 Tasse gehackte Nüsse (Mandeln, Walnüsse)

- 1/4 Tasse gemischte Beeren (Blaubeeren, Erdbeeren)

- 1 EL Honig oder Ahornsirup

- I/2 TL gemahlener Zimt

- I/2 TL Kurkumapulver

Anleitung:

1. In einer großen Schüssel die Haferflocken, Mandelmilch, geriebenen Apfel, Chiasamen, Honig oder Ahornsirup, Zimt und Kurkumapulver vermengen.

2. Gut vermischen und die Schüssel abdecken. Über Nacht im Kühlschrank aufbewahren.

3. Am Morgen die Mischung umrühren und die gehackten Nüsse und Beeren daraufgeben.

4. Genießen Sie dieses erfrischende und nährstoffreiche Frühstück.

Vorteile:

- Die Kombination aus Haferflocken, Chiasamen und Nüssen liefert Ballaststoffe und gesunde Fette, die die Energielevel am Morgen aufrechterhalten.

- Beeren fügen Antioxidantien hinzu, während Zimt und Kurkuma entzündungshemmende Eigenschaften haben.

2) Herzhafter Quark im deutschen Stil mit Kräutern

Zutaten:

- 1 Tasse fettarmer Quark

- 1 EL fein gehackter frischer Schnittlauch

- 1 EL fein gehackte Petersilie

- 1 Knoblauchzehe, gehackt

- 1 EL Olivenöl

- Salz und Pfeffer nach Geschmack

- Vollkornbrot zum Servieren

Anleitung:

1. In einer Schüssel den Quark mit Schnittlauch, Petersilie, gehacktem Knoblauch und Olivenöl vermischen.

2. Mit Salz und Pfeffer nach Geschmack würzen.

3. Den kräuterinfusierten Quark auf Scheiben Vollkornbrot servieren.

Vorteile:

- Quark ist reich an Eiweiß und Probiotika, die die Darmgesundheit fördern und Energie aufrechterhalten.

- Frische Kräuter fügen Vitamine und Antioxidantien hinzu, die helfen, Entzündungen zu reduzieren.

Mittagsoptionen

I) Herzhafte deutsche Linsensuppe

Zutaten:

- I Tasse grüne oder braune Linsen, gewaschen

- I große Karotte, gewürfelt

- I Selleriestange, gewürfelt

- I Zwiebel, gewürfelt

- 2 Knoblauchzehen, gehackt

- I Kartoffel, gewürfelt

- I Lauch, in Scheiben geschnitten

- I EL Olivenöl

- 4 Tassen Gemüsebrühe

- I TL getrockneter Thymian

- I Lorbeerblatt

- Salz und Pfeffer nach Geschmack

- Frische Petersilie, gehackt, zum Garnieren

Anleitung:

1. Das Olivenöl in einem großen Topf bei mittlerer Hitze erhitzen.

2. Zwiebel, Knoblauch, Karotte, Sellerie, Lauch und Kartoffel hinzufügen. Anbraten, bis das Gemüse zart ist.

3. Linsen, Gemüsebrühe, Thymian und Lorbeerblatt hinzufügen. Zum Kochen bringen.

4. Die Hitze reduzieren und etwa 30 Minuten köcheln lassen, bis die Linsen zart sind.

5. Mit Salz und Pfeffer nach Geschmack würzen.

6. Das Lorbeerblatt entfernen und vor dem Servieren mit frischer Petersilie garnieren.

Vorteile:

- Linsen sind eine hervorragende Quelle für pflanzliches Eiweiß und Ballaststoffe, die helfen, die Energielevel aufrechtzuerhalten.

- Gemüse wie Karotten, Sellerie und Lauch liefern essentielle Vitamine und Mineralien, während Kräuter wie Thymian und Petersilie entzündungshemmende Vorteile bieten.

2) Frischer Quinoa- und Rotkohlsalat

Zutaten:

- 1 Tasse gekochte Quinoa

- 1 Tasse geriebener Rotkohl

- 1/2 Tasse geriebene Karotten

- 1/4 Tasse gehackte frische Minze

- 1/4 Tasse gehackter frischer Koriander

- 2 EL Olivenöl

- 1 EL Apfelessig

- 1 TL Honig oder Ahornsirup

- Salz und Pfeffer nach Geschmack

Anleitung:

1. In einer großen Schüssel die gekochte Quinoa, den geriebenen Rotkohl, die geriebenen Karotten, die gehackte Minze und den Koriander vermengen.

2. In einer kleinen Schüssel das Olivenöl, den Apfelessig, Honig oder Ahornsirup, Salz und Pfeffer gut verquirlen.

3. Das Dressing über den Salat gießen und gut vermengen.

4. Sofort servieren oder einige Stunden im Kühlschrank aufbewahren, damit sich die Aromen entfalten können.

Vorteile:

- Quinoa liefert vollständiges Eiweiß und Ballaststoffe, während Rotkohl und Karotten reich an Antioxidantien und Vitaminen sind.

- Frische Kräuter wie Minze und Koriander fügen entzündungshemmende Verbindungen und frische Aromen hinzu.

Abendessenoptionen

1) Gebratener Kabeljau mit Sauerkraut und Dill

Zutaten:

- 2 Kabeljaufilets

- 2 Tassen Sauerkraut

- 1 Zitrone, in Scheiben geschnitten

- 2 EL frischer Dill, gehackt

- 2 EL Olivenöl

- Salz und Pfeffer nach Geschmack

Anleitung:

1. Den Ofen auf 190 °C vorheizen.

2. Die Kabeljaufilets in eine Auflaufform legen und mit Salz und Pfeffer würzen.

3. Das Sauerkraut gleichmäßig um den Kabeljau verteilen.

4. Olivenöl über den Fisch und das Sauerkraut träufeln.

5. Den Fisch mit Zitronenscheiben belegen und mit frischem Dill bestreuen.

6. Etwa 20 Minuten backen, bis der Kabeljau durchgegart ist und sich leicht mit einer Gabel zerteilen lässt.

7. Heiß mit einer Beilage aus gedämpftem Gemüse oder einem frischen Salat servieren.

Vorteile:

- Kabeljau ist eine magere Eiweißquelle und reich an Omega-3-Fettsäuren, die helfen, Entzündungen zu reduzieren.

- Sauerkraut liefert Probiotika für die Darmgesundheit und Vitamin C zur Unterstützung des Immunsystems.

2) Gefüllte rote Paprika mit Vollkornreis und Pute

Zutaten:

- 4 große rote Paprika, Deckel abgenommen und entkernt

- 1 Tasse gekochter Vollkornreis

- 1/2 Pfund gemahlenes Putenfleisch

- 1 Zwiebel, gewürfelt

- 2 Knoblauchzehen, gehackt

- 1 Dose gewürfelte Tomaten (400 g)

- 1 TL geräuchertes Paprikapulver

- 1 TL getrockneter Oregano

- 1 TL gemahlener Kreuzkümmel

- Salz und Pfeffer nach Geschmack

- 1 EL Olivenöl

- Frischer Koriander, zum Garnieren

Anleitung:

1. Den Ofen auf 190 °C vorheizen.

2. Olivenöl in einer großen Pfanne bei mittlerer Hitze erhitzen. Zwiebel und Knoblauch hinzufügen und anbraten, bis sie glasig sind.

3. Das gemahlene Putenfleisch hinzufügen und braten, bis es durchgegart ist.

4. Die gewürfelten Tomaten, den gekochten Vollkornreis, geräuchertes Paprikapulver, Oregano, Kreuzkümmel, Salz und Pfeffer einrühren. Weitere 5 Minuten kochen.

5. Die Paprika mit der Puten- und Reisfüllung füllen und in eine Auflaufform legen.

6. Mit Folie abdecken und etwa 30 Minuten backen, bis die Paprika zart sind.

7. Vor dem Servieren mit frischem Koriander garnieren.

Vorteile:

- Rote Paprika sind reich an den Vitaminen A und C, die die Immunfunktion stärken.

- Gemahlenes Putenfleisch liefert mageres Eiweiß, und Vollkornreis fügt Ballaststoffe und komplexe Kohlenhydrate für anhaltende Energie hinzu.

Diese einfachen, nährstoffreichen, entzündungshemmenden Rezepte sind auf den deutschen Gaumen abgestimmt und sollen Ihre Gesundheit und Energielevel steigern. Vom erfrischenden Bircher Müsli zum Frühstück über eine herzhafte deutsche Linsensuppe zum Mittagessen bis hin zu einem nahrhaften gebackenen Kabeljau zum Abendessen sind diese Mahlzeiten sowohl köstlich als auch unterstützend für Ihre Gesundheitsziele. Durch die Integration dieser Rezepte in Ihren Alltag können Sie die Vorteile einer entzündungshemmenden Ernährung genießen, während Sie Aromen erleben, die sowohl vertraut als auch aufregend sind.

Schnelle Snacks und Ideen zur Mahlzeitenvorbereitung

In unserem hektischen Leben kann es eine Herausforderung sein, Zeit für die Zubereitung gesunder, entzündungshemmender Mahlzeiten zu finden. Mit ein wenig Planung und einigen schnellen, einfachen Rezepten können Sie jedoch sicherstellen, dass nahrhafte, energiegebende Snacks und Mahlzeiten immer griffbereit sind. Dieser Abschnitt bietet fortgeschrittene, detaillierte Inhalte zu einfachen und schnellen Optionen für Snacks und Essensvorbereitung, die Ihnen helfen, auf Kurs mit Ihrer entzündungshemmenden Ernährung zu bleiben.

Schnelle Snack-Ideen

1) Apfelscheiben mit Mandelbutter

Zutaten:

- 1 Apfel, in Scheiben geschnitten
- 2 EL Mandelbutter

Anleitung:

1. Den Apfel in dünne Spalten schneiden.

2. Mit Mandelbutter zum Dippen servieren.

Vorteile:

- Äpfel liefern Ballaststoffe und Vitamine, während Mandelbutter gesunde Fette und Protein hinzufügt, was diesen Snack ausgewogen und sättigend macht.

2) Gemüsesticks mit Hummus

Zutaten:

- 1 Karotte, in Sticks geschnitten

- 1 Gurke, in Sticks geschnitten

- 1 Paprika, in Sticks geschnitten

- 1/2 Tasse Hummus

Anleitung:

1. Die Gemüsesticks vorbereiten.

2. Mit Hummus für einen nahrhaften und knusprigen Snack servieren.

Vorteile:

- Gemüse bietet essentielle Vitamine und Mineralstoffe, während Hummus Protein und gesunde Fette liefert

3) Dunkle Schokolade und Nüsse

Zutaten:

- 28 g dunkle Schokolade (70 % Kakao oder mehr)

- 1/4 Tasse gemischte Nüsse (Mandeln, Walnüsse, Haselnüsse)

Anleitung:

1. Die dunkle Schokolade in kleine Stücke brechen.

2. Mit Nüssen mischen und als schnellen, energiegebenden Snack genießen.

- Dunkle Schokolade ist reich an Antioxidantien, und Nüsse bieten eine gute Quelle für Protein, gesunde Fette und Ballaststoffe.

4) Griechischer Joghurt mit Beeren und Honig

Zutaten:

- 1 Tasse griechischer Joghurt

- 1/2 Tasse gemischte Beeren (Blaubeeren, Himbeeren, Erdbeeren)

- 1 TL Honig

Anleitung:

1. Griechischen Joghurt in eine Schüssel geben.

2. Mit Beeren toppen und mit Honig beträufeln.

Vorteile:

- Griechischer Joghurt ist reich an Protein und Probiotika, während Beeren Antioxidantien und Vitamine hinzufügen.

5) Reiswaffeln mit Avocado und Tomate

Zutaten:

- 2 Reiswaffeln

- 1 Avocado, zerdrückt

- 1 kleine Tomate, in Scheiben geschnitten

- Salz und Pfeffer nach Geschmack

Anleitung:

1. Zerdrückte Avocado auf die Reiswaffeln streichen.

2. Mit Tomatenscheiben belegen und mit Salz und Pfeffer würzen.

Vorteile:

- Avocado liefert gesunde Fette, während Reiswaffeln eine kalorienarme Basis für diesen nährstoffreichen Snack bieten.

Ideen zur Essensvorbereitung

1) Mediterraner Kichererbsensalat

Zutaten:

- I Dose Kichererbsen, abgetropft und gespült

- I Tasse Kirschtomaten, halbiert

- I Gurke, gewürfelt

- 1/4 Tasse rote Zwiebel, fein gehackt

- 1/4 Tasse Feta-Käse, zerbröselt

- 2 EL Olivenöl

- I EL Rotweinessig

- I TL getrockneter Oregano

- Salz und Pfeffer nach Geschmack

Anleitung:

1. In einer großen Schüssel Kichererbsen, Kirschtomaten, Gurke, rote Zwiebel und Feta-Käse vermengen.

2. In einer kleinen Schüssel Olivenöl, Rotweinessig, Oregano, Salz und Pfeffer verquirlen.

3. Das Dressing über den Salat gießen und gut vermengen.

4. In einem luftdichten Behälter im Kühlschrank bis zu 3 Tage aufbewahren.

Vorteile:

- Kichererbsen liefern pflanzliches Protein und Ballaststoffe, während Gemüse und Feta essentielle Nährstoffe und Geschmack hinzufügen.

2) Quinoa-Gemüse-Pfanne

Zutaten:

- 1 Tasse Quinoa, gekocht

- 1 Paprika, in Scheiben geschnitten

- 1 Zucchini, in Scheiben geschnitten

- 1 Karotte, in Scheiben geschnitten

- 1 Tasse Brokkoliröschen

- 2 EL Sojasauce

- 1 EL Sesamöl

- 2 Knoblauchzehen, gehackt

- I TL Ingwer, gerieben

- I EL Sesamsamen

Anleitung:

1. Quinoa nach Packungsanweisung kochen und beiseite stellen.

2. In einer großen Pfanne Sesamöl bei mittlerer Hitze erhitzen.

3. Knoblauch und Ingwer hinzufügen und anbraten, bis sie duften.

4. Paprika, Zucchini, Karotte und Brokkoli hinzufügen und unter Rühren braten, bis sie zart-knusprig sind.

5. Gekochte Quinoa und Sojasauce unterrühren und gut vermischen.

6. Vor dem Servieren mit Sesamsamen bestreuen.

7. In Behältern zur Essensvorbereitung bis zu 4 Tage aufbewahren.

Vorteile:

- Quinoa und Gemüse bieten eine nährstoffreiche Mahlzeit, die reich an Protein, Ballaststoffen und Antioxidantien ist.

3) **Gebackenes Hähnchen mit geröstetem Gemüse**

Zutaten:

- 4 Hähnchenbrustfilets

- 450 g Süßkartoffeln, gewürfelt

- 450 g Rosenkohl, halbiert

- 1 rote Zwiebel, in Spalten geschnitten

- 3 EL Olivenöl

- 1 EL Balsamico-Essig

- 2 TL getrockneter Rosmarin

- Salz und Pfeffer nach Geschmack

Anleitung:

1. Den Ofen auf 200 °C vorheizen.

2. Die Hähnchenbrustfilets auf ein Backblech legen und mit Salz, Pfeffer und Rosmarin würzen.

3. Auf einem separaten Backblech Süßkartoffeln, Rosenkohl und rote Zwiebel mit Olivenöl, Balsamico-Essig, Salz und Pfeffer vermengen.

4. Das Hähnchen und das Gemüse 25-30 Minuten rösten, bis das Hähnchen durchgegart und das Gemüse zart ist.

5. In Behältern zur Essensvorbereitung bis zu 4 Tage aufbewahren.

Vorteile:

- Hähnchen liefert mageres Protein, während geröstetes Gemüse Ballaststoffe, Vitamine und Mineralstoffe bietet.

4) Linsen-Spinat-Eintopf

Zutaten:

- 1 Tasse grüne oder braune Linsen, gespült

- 1 große Karotte, gewürfelt

- 1 Stange Sellerie, gewürfelt

- 1 Zwiebel, gewürfelt

- 2 Knoblauchzehen, gehackt

- 4 Tassen Gemüsebrühe

- 1 Dose gewürfelte Tomaten (410 g)

- 1 TL gemahlener Kreuzkümmel

- 1 TL gemahlener Kurkuma

- 1 TL Paprika

- 2 Tassen frischer Spinat

- Salz und Pfeffer nach Geschmack

- Frischer Koriander, gehackt, zum Garnieren

Anleitung:

1. In einem großen Topf etwas Olivenöl bei mittlerer Hitze erhitzen.

2. Zwiebel, Knoblauch, Karotte und Sellerie hinzufügen und anbraten, bis sie zart sind.

3. Kreuzkümmel, Kurkuma und Paprika einrühren und anbraten, bis sie duften.

4. Linsen, Gemüsebrühe und gewürfelte Tomaten hinzufügen und zum Kochen bringen.

5. Hitze reduzieren und etwa 25-30 Minuten köcheln lassen, bis die Linsen zart sind.

6. Frischen Spinat einrühren und kochen, bis er verwelkt ist.

7. Mit Salz und Pfeffer würzen.

8. Vor dem Servieren mit frischem Koriander garnieren.

9. In luftdichten Behältern im Kühlschrank bis zu 4 Tage aufbewahren.

Vorteile:

- Linsen und Spinat liefern Protein, Ballaststoffe und essentielle Nährstoffe und machen dies zu einer herzhaften und nahrhaften Mahlzeit.

5) Übernacht-Chia-Pudding

Zutaten:

- I/4 Tasse Chiasamen

- I Tasse Mandelmilch

- I EL Ahornsirup oder Honig

- I/2 TL Vanilleextrakt

- Frisches Obst und Nüsse zum Garnieren

Anleitung:

1. In einem Glas oder einer Schüssel Chiasamen, Mandelmilch, Ahornsirup oder Honig und Vanilleextrakt vermengen.

2. Gut umrühren, um alles zu kombinieren.

3. Abdecken und über Nacht im Kühlschrank lagern.

4. Am Morgen den Pudding umrühren und mit frischem Obst und Nüssen garnieren.

Vorteile:

- Chiasamen sind reich an Omega-3-Fettsäuren, Ballaststoffen und Protein und bieten langanhaltende Energie und Sättigung.

Die Integration schneller Snacks und Essensvorbereitung in Ihre tägliche Routine kann eine entzündungshemmende Ernährung erheblich unterstützen und die Energieniveaus aufrechterhalten.

Diese einfachen und schnellen Optionen, die sowohl für das deutsche Publikum als auch für die globale Gemeinschaft zugeschnitten sind, bieten eine Vielzahl von nahrhaften und köstlichen Möglichkeiten, um Ihnen zu helfen, Ihre Gesundheitsziele zu erreichen. Von Apfelscheiben mit Mandelbutter bis hin zu einem herzhaften mediterranen Kichererbsensalat stellen diese Ideen sicher, dass Sie jederzeit gesunde, verzehrfertige Optionen zur Verfügung haben.

Fokus auf saisonale Zutaten

Die Integration saisonaler Zutaten in Ihre entzündungshemmende Ernährung verbessert den Geschmack und den Nährwert Ihrer Mahlzeiten und unterstützt nachhaltige Essgewohnheiten. Saisonales Gemüse und Obst wird zum optimalen Reifezeitpunkt geerntet, was Frische, Geschmack und Nährstoffdichte garantiert. In diesem Abschnitt werden die Vorteile der Verwendung saisonaler Produkte erläutert und es werden detaillierte Beispiele gegeben, wie Sie diese Zutaten in Ihre täglichen Mahlzeiten integrieren können.

Vorteile der Verwendung saisonaler Produkte

1) Erhöhter Nährwert

Saisonale Früchte und Gemüse werden zum Höhepunkt ihrer Reife geerntet, was sicherstellt, dass sie die höchsten Gehalte an Vitaminen, Mineralstoffen und Antioxidantien enthalten. Diese Nährstoffe sind entscheidend für die Reduzierung von Entzündungen und die Erhaltung der allgemeinen Gesundheit.

Beispiele:

- Frühling: Spargel, Erdbeeren und Spinat sind reich an den Vitaminen A, C und K sowie Folat, die die Immunfunktion unterstützen und Entzündungen reduzieren.

- Sommer: Tomaten, Zucchini und Heidelbeeren sind vollgepackt mit Antioxidantien und hydratisierenden Eigenschaften, die perfekt sind, um das Energieniveau aufrechtzuerhalten und oxidativem Stress entgegenzuwirken.

- Herbst: Kürbisse, Äpfel und Rosenkohl sind reich an Ballaststoffen, Vitaminen und Mineralstoffen, die die Verdauungsgesundheit und die Immunität unterstützen.

- Winter: Grünkohl, Zitrusfrüchte und Süßkartoffeln liefern essentielle Nährstoffe wie Vitamin C, Kalium und Beta-Carotin, die helfen, Winterkrankheiten zu bekämpfen und die allgemeine Gesundheit zu fördern.

2) Verbesserter Geschmack und Frische

Saisonale Produkte sind frischer und schmackhafter, da sie zum Höhepunkt ihrer Wachstumsperiode geerntet werden. Frischere Produkte behalten ihre natürlichen Aromen und Texturen, was Ihre Mahlzeiten angenehmer und befriedigender macht.

Beispiele:

- Frühling: Frische Erbsen und Minze verleihen Salaten und Suppen einen Geschmackskick.

- Sommer: Saftige Pfirsiche und Gurken sind erfrischende Snacks und machen lebendige Salate.

- Herbst: Knackige Äpfel und erdige Rüben verbessern den Geschmack und die Textur saisonaler Gerichte.

- Winter: Süßkartoffeln und Zitrusfrüchte bringen Wärme und Frische in Wintergerichte.

3) Kosteneffektiv und umweltfreundlich

Saisonale Produkte sind oft kostengünstiger, da sie reichlich vorhanden sind und keine langen Transportwege oder umfangreiche Lagerung benötigen. Darüber hinaus unterstützt saisonales Essen lokale Bauern und verringert Ihren CO_2-Fußabdruck.

Beispiele:

- Der Kauf lokaler Erdbeeren im Frühling kann kostengünstiger sein als der Kauf importierter Beeren außerhalb der Saison.

- Wintergemüse wie Karotten und Pastinaken sind typischerweise günstiger und haben eine längere

Haltbarkeit, was Lebensmittelverschwendung reduziert.

4) Unterstützung der lokalen Landwirtschaft

Die Wahl saisonaler Produkte unterstützt lokale Bauern und trägt zur Erhaltung der lokalen Wirtschaft bei. Diese Praxis fördert die Resilienz der Gemeinschaft und sichert die Verfügbarkeit frischer, hochwertiger Produkte.

Beispiele:

- Der Besuch von Bauernmärkten, um saisonales Gemüse wie Spinat und Radieschen im Frühling zu kaufen, unterstützt die lokale Landwirtschaft.

- Der Kauf von Kürbissen und Zucchini von lokalen Bauern im Herbst hilft, die landwirtschaftliche Vielfalt und Nachhaltigkeit zu erhalten.

Integration saisonaler Zutaten in Ihre Ernährung

Im Frühling

1) Spargel-Salat

Zutaten:

- I Bund Spargel, geputzt und blanchiert

- I Tasse frische Erbsen

- I/4 Tasse Radieschen, dünn geschnitten

- 2 EL Olivenöl

- I EL Zitronensaft

- Salz und Pfeffer nach Geschmack

- Frische Minzblätter, gehackt, zum Garnieren

Anleitung:

1. Blanchieren Sie den Spargel und die Erbsen 2-3 Minuten in kochendem Wasser, dann in ein Eisbad geben.

2. In einer Schüssel den blanchierten Spargel, die Erbsen und die Radieschen vermengen.

3. Mit Olivenöl und Zitronensaft beträufeln.

4. Mit Salz und Pfeffer würzen und mit frischen Minzblättern garnieren.

Im Sommer

2) Gegrillte Zucchini- und Tomatenspieße

Zutaten:

- 2 Zucchini, in Scheiben geschnitten

- 1 Tasse Kirschtomaten

- 2 EL Olivenöl

- 1 TL getrockneter Oregano

- Salz und Pfeffer nach Geschmack

- Frische Basilikumblätter, zum Garnieren

Anleitung:

- Den Grill auf mittlere bis hohe Hitze vorheizen.

- Die Zucchinischeiben und Kirschtomaten auf Spieße stecken.

- Mit Olivenöl bestreichen und mit getrocknetem Oregano, Salz und Pfeffer bestreuen.

- Die Spieße 5-7 Minuten grillen, gelegentlich wenden, bis das Gemüse zart und leicht angebrannt ist.

- Vor dem Servieren mit frischen Basilikumblättern garnieren.

Im Herbst

3) **Geröstete Butternut-Kürbis- und Apfelsuppe**

Zutaten:

- 1 Butternut-Kürbis, geschält und gewürfelt

- 2 Äpfel, geschält und gewürfelt

- 1 Zwiebel, gehackt

- 2 Knoblauchzehen, gehackt

- 4 Tassen Gemüsebrühe

- 2 EL Olivenöl

- 1 TL gemahlener Zimt

- Salz und Pfeffer nach Geschmack

- Frische Salbeiblätter, zum Garnieren

Anleitung:

1. Den Ofen auf 200 °C vorheizen.

2. Den Butternut-Kürbis, die Äpfel und die Zwiebel mit Olivenöl, Zimt, Salz und Pfeffer vermengen.

3. Auf einem Backblech verteilen und 25-30 Minuten rösten, bis sie zart sind.

4. In einem großen Topf den Knoblauch anbraten, bis er duftet.

5. Die gerösteten Gemüse und die Gemüsebrühe hinzufügen. 10 Minuten köcheln lassen.

6. Die Suppe pürieren, bis sie glatt ist, und mit frischen Salbeiblättern garnieren.

Im Winter

4) Zitrus- und Grünkohlsalat

Zutaten:

- 1 Bund Grünkohl, gehackt

- 1 Orange, geschält und in Segmente geteilt

- 1/2 Tasse Granatapfelkerne

- 1/4 Tasse Walnüsse, geröstet

- 2 EL Olivenöl

- 1 EL Apfelessig

- Salz und Pfeffer nach Geschmack

Anleitung:

1. In einer großen Schüssel den gehackten Grünkohl mit einer Prise Salz massieren, um die Blätter zu erweichen.

2. Die Orangenstücke, Granatapfelkerne und gerösteten Walnüsse hinzufügen.

3. Mit Olivenöl und Apfelessig beträufeln.

4. Mit Salz und Pfeffer würzen und gut vermengen.

Der Fokus auf saisonale Zutaten verbessert nicht nur den Nährwert und den Geschmack Ihrer Mahlzeiten, sondern unterstützt auch nachhaltige und kosteneffektive Essgewohnheiten. Durch die Integration frischer, lokaler Produkte in Ihre Ernährung können Sie die Vorteile einer entzündungshemmenden Diät genießen und gleichzeitig Ihre Gemeinschaft und die Umwelt unterstützen.

Wenn wir zum nächsten Kapitel übergehen, werden wir Strategien zur Essensplanung und -vorbereitung erkunden, die Ihnen helfen, auf Kurs mit Ihrer entzündungshemmenden Ernährung zu bleiben. Sie werden praktische Tipps zur Organisation Ihrer Mahlzeiten, zur Erstellung ausgewogener Teller und zur effizienten Zeitverwaltung in der Küche entdecken. Bleiben Sie dran, um zu erfahren, wie Sie die Essensplanung zu einem nahtlosen und integralen Bestandteil Ihrer Reise zu einem gesünderen, ausgewogeneren Leben machen können.

Kapitel Zehn

Mahlzeitenplanung und -vorbereitung

Wie wir in Kapitel Neun besprochen haben, verbessert die Einbeziehung saisonaler Zutaten in Ihre Ernährung nicht nur den Nährwert und den Geschmack Ihrer Mahlzeiten, sondern unterstützt auch nachhaltige Essgewohnheiten. Jetzt, da Sie die Vorteile der Verwendung frischer, saisonaler Produkte gut verstehen, ist es an der Zeit, den nächsten entscheidenden Schritt zu gehen: *„Mahlzeitenplanung und -vorbereitung".* Dieses Kapitel wird Sie durch die Kunst des Organisierens und Vorbereitens Ihrer Mahlzeiten im Voraus führen, sodass Ihr Engagement für eine entzündungshemmende Ernährung sowohl praktisch als auch nachhaltig ist.

Stellen Sie sich vor, Sie kommen nach einem langen Tag nach Hause und haben eine köstliche, nahrhafte Mahlzeit, die sofort verzehrfertig ist, mit minimalem Aufwand. Stellen Sie sich die Leichtigkeit vor, einen vorab zubereiteten Snack zu greifen, der nicht nur Ihren Hunger stillt, sondern auch Ihre Gesundheitsziele unterstützt. Mahlzeitenplanung und -vorbereitung können diese Szenarien zu Ihrer täglichen Realität machen. Durch einen proaktiven Ansatz können Sie Zeit sparen, Stress reduzieren und konsequent gesündere Entscheidungen treffen.

Dieses Kapitel ist als wertvolle Ressource für alle gedacht, die ihre Ernährungsgewohnheiten optimieren und dauerhafte Veränderungen herbeiführen möchten. Egal, ob Sie Patient einer entzündungshemmenden Diät sind oder einfach nur Ihre allgemeine Gesundheit verbessern möchten, die hier bereitgestellten Strategien und Tipps werden Ihnen helfen, auf Kurs zu bleiben. Wir werden untersuchen, wie man ausgewogene Mahlzeitenpläne erstellt, saisonale Zutaten effektiv nutzt und die Zeit in der Küche optimal nutzt.

Sind Sie bereit, die Kontrolle über Ihre Ernährung zu übernehmen und die Mahlzeitenplanung zu einem nahtlosen Teil Ihrer Routine zu machen? Lassen Sie uns in die Welt der Mahlzeitenvorbereitung eintauchen und entdecken, wie Sie sich Schritt für Schritt zum Erfolg verhelfen können.

Strategien für effektive Mahlzeitenplanung

Die Mahlzeitenplanung ist ein kraftvolles Werkzeug, das Ihre Ernährungsgewohnheiten transformieren kann, indem sie sicherstellt, dass Sie konsequent nahrhafte Mahlzeiten zu sich nehmen, die Ihre Gesundheitsziele unterstützen. Für diejenigen, die eine entzündungshemmende Diät verfolgen, ist eine effektive Essensplanung unerlässlich, um Entzündungen zu managen und das allgemeine Wohlbefinden aufrechtzuerhalten. Hier sind detaillierte Strategien und Tipps, die Ihnen helfen, die Essensplanung und -vorbereitung zu meistern.

1) Klare Ziele setzen

Bevor Sie mit der Essensplanung beginnen, ist es wichtig, klare, erreichbare Ziele festzulegen. Zu verstehen, warum Sie Ihre Mahlzeiten planen, kann Ihnen helfen, fokussiert und motiviert zu bleiben.

Beispiele:

- Gewichtsmanagement: Wenn Ihr Ziel darin besteht, Gewicht zu verlieren oder zu halten, planen Sie Mahlzeiten mit angemessenen Portionsgrößen und ausgewogenen Makronährstoffen.

- Entzündungen reduzieren: Konzentrieren Sie sich darauf, entzündungshemmende Lebensmittel wie Blattgemüse, Beeren, fetten Fisch und Vollkornprodukte einzubeziehen.

- Energielevel verbessern: Fügen Sie eine Vielzahl von nährstoffreichen Lebensmitteln hinzu, die über den Tag hinweg nachhaltige Energie liefern.

Tipps:

- *Schreiben Sie Ihre spezifischen Ziele auf und beziehen Sie sich darauf, wenn Sie Ihre Mahlzeiten planen.*

- *Passen Sie Ihren Essensplan nach Bedarf an, um mit Ihren sich entwickelnden Gesundheitszielen in Einklang zu bleiben.*

2) Erstellen Sie eine wöchentliche Essensplan-Vorlage

Eine Vorlage für Ihre wöchentlichen Mahlzeiten vereinfacht den Planungsprozess. Diese Vorlage sollte jede Mahlzeit und jeden Snack umreißen, sodass Sie Ihre gesamte Woche auf einen Blick sehen können.

Beispiele:

- Frühstück: Smoothies, Overnight Oats, Rühreier mit Gemüse

- Mittagessen: Quinoasalate, Linsensuppen, gegrilltes Hähnchen mit gedämpftem Gemüse

- Abendessen: Gebackener Lachs mit gerösteten Süßkartoffeln, Gemüsepfannen, gefüllte Paprika

- Snacks: Frisches Obst, Nüsse, Joghurt mit Honig, Gemüsesticks mit Hummus

Tipps:

- *Verwenden Sie einen Kalender oder eine Essensplanungs-App, um Ihre Mahlzeiten zu organisieren.*

- *Planen Sie Reste ein, um Kochzeit und Lebensmittelverschwendung zu reduzieren.*

3) Saisonale Zutaten einbeziehen

Wie in Kapitel neun hervorgehoben, steigert die Verwendung saisonaler Produkte nicht nur den Nährwert Ihrer Mahlzeiten, sondern unterstützt auch nachhaltige Essgewohnheiten. Planen Sie Ihre Mahlzeiten rund um die saisonalen Angebote.

Beispiele:

- Frühling: Frischer Spargel, Erbsen und Erdbeeren.

- Sommer: Tomaten, Zucchini und Beeren.

- Herbst: Kürbisse, Äpfel und Rosenkohl.

- Winter: Grünkohl, Zitrusfrüchte und Süßkartoffeln.

Tipps:

- *Besuchen Sie lokale Bauernmärkte, um saisonale Produkte zu entdecken.*

- *Rotieren Sie saisonale Zutaten, um Ihre Mahlzeiten interessant und vielfältig zu halten.*

4) Erstellen Sie eine detaillierte Einkaufsliste

Eine gut organisierte Einkaufsliste stellt sicher, dass Sie alle notwendigen Zutaten für Ihre Mahlzeiten haben und hilft, Impulskäufe zu vermeiden. Kategorisieren Sie Ihre Liste nach Lebensmittelgruppen für mehr Effizienz.

Beispiele:

- Obst und Gemüse: Spinat, Tomaten, Brokkoli, Beeren

- Proteine: Hähnchenbrust, Lachsfilets, Kichererbsen

- Getreide: Quinoa, Naturreis, Vollkornbrot

- Milchprodukte/Alternativen: Griechischer Joghurt, Mandelmilch

- Sonstiges: Olivenöl, Gewürze, Nüsse, Samen

Tipps:

- *Überprüfen Sie Ihre Speisekammer und den Kühlschrank, bevor Sie Ihre Liste erstellen, um Duplikate zu vermeiden.*

- *Halten Sie sich an Ihre Liste, um im Budget zu bleiben und Lebensmittelverschwendung zu reduzieren.*

5) Batch-Cooking und Essensvorbereitung

Batch-Cooking umfasst die Zubereitung großer Mengen von Lebensmitteln, die portioniert und für zukünftige Mahlzeiten aufbewahrt werden können. Diese Technik spart Zeit und sorgt dafür, dass Sie immer gesunde Optionen zur Verfügung haben.

Beispiele:

- Batch-Cooking: Kochen Sie einen großen Topf Linsensuppe, rösten Sie ein Blech gemischtes Gemüse und bereiten Sie eine Portion Quinoa vor. In separaten Behältern aufbewahren.

- Essensvorbereitung: Stellen Sie Salate im Einmachglas zusammen, portionieren Sie Snackpacks mit Nüssen und Früchten und bereiten Sie Smoothie-Beutel mit vorab abgemessenen Zutaten vor.

Tipps:

- *Planen Sie einen bestimmten Tag für die Essensvorbereitung, zum Beispiel Sonntag, um sich auf die kommende Woche vorzubereiten.*

- *Verwenden Sie hochwertige Behälter, um vorbereitete Mahlzeiten frisch und transportabel zu halten.*

6) Planen Sie für Flexibilität

Während es wichtig ist, einen strukturierten Essensplan zu haben, ist es auch entscheidend, Flexibilität zuzulassen. Das Leben ist unvorhersehbar, und ein flexibler Ansatz stellt sicher, dass Sie sich anpassen können, ohne Ihre Diät zu gefährden.

Beispiele:

- Schnelle Mahlzeiten: Halten Sie Zutaten bereit für schnelle, nahrhafte Mahlzeiten wie Salate, Getreideschalen oder Pfannengerichte.

- Tiefkühlmahlzeiten: Halten Sie einige gesunde Mahlzeiten im Gefrierfach für Tage bereit, an denen Sie keine Zeit zum Kochen haben.

Tipps:

- *Planen Sie ein oder zwei „Flex"-Mahlzeiten pro Woche ein, bei denen Sie essen gehen oder Reste verwenden können.*

- *Passen Sie Ihren Essensplan basierend auf dem an, was verfügbar ist und wonach Sie Lust haben, um ihn angenehm zu halten.*

7) Die ganze Familie einbeziehen

Wenn Sie für eine Familie kochen, kann es das Essen angenehmer machen und sicherstellen, dass die Vorlieben und Ernährungsbedürfnisse aller berücksichtigt werden, wenn Sie alle in den Essensplanungsprozess einbeziehen.

Beispiele:

- Familiensitzung zur Planung: Reservieren Sie jede Woche Zeit für ein Familientreffen, um Essensideen und Vorlieben zu besprechen.

- Aufgaben zuweisen: Geben Sie jedem Familienmitglied eine Rolle, wie zum Beispiel ein Rezept auszuwählen, Zutaten einzukaufen oder bei der Essensvorbereitung zu helfen.

Tipps:

- *Nutzen Sie die Essensplanung als Gelegenheit, Kindern etwas über Ernährung und Kochen beizubringen.*

- *Machen Sie die Essensvorbereitung zu einer Familienaktivität, um gemeinsam Zeit zu verbringen.*

Effektive Essensplanung ist ein Grundpfeiler für die Aufrechterhaltung einer entzündungshemmenden Diät und das Erreichen langfristiger Gesundheitsziele. Durch das Setzen klarer Ziele, die Verwendung einer wöchentlichen Essensplan-Vorlage, die Einbeziehung saisonaler Zutaten, die Erstellung detaillierter Einkaufslisten, die Umsetzung von Batch-Cooking, die Planung für Flexibilität und die Einbeziehung der ganzen Familie können Sie Ihre Ernährungsgewohnheiten optimieren und kontinuierlich gesündere Entscheidungen treffen.

Einen ausgewogenen entzündungshemmenden Teller gestalten

Das Erstellen eines ausgewogenen, entzündungshemmenden Tellers ist entscheidend, um die Vorteile Ihrer Ernährung zu maximieren und sicherzustellen, dass jede Mahlzeit Ihre Gesundheitsziele unterstützt. Ein gut zusammengesetzter Teller bietet die richtige Mischung aus Nährstoffen, hält die Energieniveaus aufrecht und hilft, Entzündungen zu kontrollieren. In diesem Abschnitt werden detaillierte Richtlinien zum Erstellen eines ausgewogenen entzündungshemmenden Tellers gegeben, zusammen mit praktischen Beispielen, die Ihnen helfen, diese Strategien in Ihren täglichen Mahlzeiten umzusetzen.

Richtlinien zur Tellerzusammensetzung

Um einen ausgewogenen, entzündungshemmenden Teller zu erstellen, konzentrieren Sie sich darauf, eine Vielzahl nährstoffreicher Lebensmittel aus verschiedenen Lebensmittelgruppen einzubeziehen. Die folgenden

281

Richtlinien helfen Ihnen, das richtige Gleichgewicht zu erreichen:

I)   Füllen Sie die Hälfte Ihres Tellers mit Gemüse und Obst

Gemüse und Obst sind reich an Vitaminen, Mineralstoffen, Antioxidantien und Ballaststoffen. Sie spielen eine entscheidende Rolle bei der Reduzierung von Entzündungen und der Unterstützung der allgemeinen Gesundheit.

Beispiele:

- Blattgemüse: Spinat, Grünkohl und Mangold sind hervorragende Quellen für die Vitamine A, C und K sowie für entzündungshemmende Verbindungen.

- Kreuzblütler: Brokkoli, Rosenkohl und Blumenkohl sind reich an Antioxidantien und Ballaststoffen.

- Bunte Gemüse: Paprika, Karotten und Tomaten bieten eine Vielzahl von Phytochemikalien und Antioxidantien.

- Beeren: Blaubeeren, Erdbeeren und Himbeeren sind reich an Antioxidantien und Vitaminen.

Praktisches Beispiel:

- Mittagsteller: Ein großer Salat mit gemischtem Grün, Kirschtomaten, geraspelten Karotten, geschnittenen Paprika und einer Handvoll Blaubeeren.

2) Fügen Sie mageres Protein hinzu

Proteine sind wichtig für den Aufbau und die Reparatur von Geweben, die Erhaltung der Muskelmasse und die Unterstützung der Immunfunktion. Wählen Sie mageres Protein, das weniger wahrscheinlich Entzündungen verursacht.

Beispiele:

- Fisch: Lachs, Makrele und Sardinen sind reich an Omega-3-Fettsäuren, die entzündungshemmende Eigenschaften haben.

- Geflügel: Hautloses Hähnchen und Truthahn sind gute Quellen für mageres Protein.

- Pflanzliche Proteine: Linsen, Kichererbsen und Tofu liefern Protein und Ballaststoffe ohne zusätzliche Fette.

Praktisches Beispiel:

- Abendessenplatte: Gebackenes Lachsfilet mit einer Beilage aus Quinoa und geröstetem Rosenkohl.

3) Fügen Sie Vollkornprodukte hinzu

Vollkornprodukte liefern Ballaststoffe, Vitamine und Mineralstoffe, die die Verdauungsgesundheit unterstützen und helfen, den Blutzuckerspiegel zu regulieren. Sie sind eine bessere Wahl als raffinierte Körner, die zur Entzündung beitragen können.

Beispiele:

- Quinoa: Ein vollständiges Protein, das auch reich an Ballaststoffen ist.

- Brauner Reis: Liefert nachhaltige Energie und essentielle Nährstoffe.

- Vollkorn: Vollkornbrot oder -nudeln fügen Ihrem Essen Ballaststoffe und Nährstoffe hinzu.

Praktisches Beispiel:

- Frühstücksteller: Eine Schüssel Haferbrei, garniert mit frischen Beeren, Chiasamen und einem Spritzer Honig.

4) Integrieren Sie gesunde Fette

Gesunde Fette sind entscheidend für die Gehirngesundheit, die Hormonproduktion und die Reduzierung von Entzündungen. Konzentrieren Sie sich auf ungesättigte Fette und vermeiden Sie Transfette sowie übermäßige gesättigte Fette.

Beispiele:

- Olivenöl: Reich an einfach ungesättigten Fetten und Antioxidantien.

- Avocados: Bieten gesunde Fette, Ballaststoffe und Vitamine.

- Nüsse und Samen: Mandeln, Walnüsse, Chiasamen und Leinsamen sind ausgezeichnete Quellen für Omega-3-Fettsäuren.

Praktisches Beispiel:

- Snackplatte: Geschnittene Avocado auf Vollkorntoast, bestreut mit Chiasamen und einer Beilage aus gemischten Nüssen.

5) Würzen Sie mit Kräutern und Gewürzen

Kräuter und Gewürze verbessern nicht nur den Geschmack Ihrer Mahlzeiten, sondern bieten auch starke entzündungshemmende Vorteile. Integrieren Sie eine Vielzahl von Kräutern und Gewürzen, um die gesundheitlichen Vorteile Ihrer Gerichte zu steigern.

Beispiele:

- Kurkuma: Enthält Curcumin, eine potente entzündungshemmende Verbindung.

- Ingwer: Bekannt für seine verdauungsfördernden und entzündungshemmenden Eigenschaften.

- Knoblauch: Bietet immunstärkende und entzündungshemmende Vorteile.

- Frische Kräuter: Basilikum, Petersilie, Koriander und Minze fügen Geschmack und Nährstoffe hinzu.

Praktisches Beispiel:

- Abendessenplatte: Gegrillte Hähnchenbrust, gewürzt mit Kurkuma und Knoblauch, serviert mit einer Beilage aus geröstetem Gemüse und einem Spritzer frischer Petersilie.

Praktische Tellerbeispiele

Beispiel I: Entzündungshemmender Mittagsteller

- Gemüse und Obst: Gemischtes Grün, Kirschtomaten, Gurken und eine Handvoll Blaubeeren.

- Protein: Gegrillte Hähnchenbrust.

- Vollkorn: Quinoa.

- Gesunde Fette: Avocadoscheiben.

- Kräuter und Gewürze: Olivenöl- und Zitronendressing mit einem Spritzer frischem Dill.

Beispiel 2: Entzündungshemmender Abendsteller

- Gemüse und Obst: Gedämpfter Brokkoli, geröstete Süßkartoffeln und ein Beilagensalat mit gemischtem Grün und Kirschtomaten.

- Protein: Gebackenes Lachsfilet.

- Vollkorn: Brauner Reis.

- Gesunde Fette: Ein Spritzer Olivenöl auf dem Salat.

- Kräuter und Gewürze: Gewürzt mit Knoblauch, Kurkuma und schwarzem Pfeffer.

Beispiel 3: Entzündungshemmender Frühstücksteller

- Gemüse und Obst: Geschnittene Erdbeeren und Blaubeeren.

- Protein: Griechischer Joghurt.

- Vollkorn: Vollkorntoast.

- Gesunde Fette: Mandelnussbutter auf dem Toast.

- Kräuter und Gewürze: Ein Spritzer Zimt auf dem Joghurt.

Das Erstellen eines ausgewogenen, entzündungshemmenden Tellers umfasst das durchdachte Kombinieren einer Vielzahl nährstoffreicher Lebensmittel. Indem Sie die Hälfte Ihres Tellers mit Gemüse und Obst füllen, mageres Protein einbeziehen, Vollkornprodukte hinzufügen, gesunde Fette integrieren und mit Kräutern und Gewürzen würzen, können Sie sicherstellen, dass jede Mahlzeit Ihre Gesundheit und Ihr Wohlbefinden unterstützt.

Tipps zum Batch-Cooking und zur Lagerung

Batch-Cooking ist eine effiziente Methode, um sicherzustellen, dass Sie immer gesunde, entzündungshemmende Mahlzeiten zur Verfügung haben. Dieser Ansatz spart nicht nur Zeit, sondern hilft Ihnen auch, Konsistenz in Ihrer Ernährung zu wahren und die Versuchung zu reduzieren, weniger gesunde, verarbeitete Lebensmittel zu wählen. Hier werden wir detaillierte

Methoden für effizientes Batch-Cooking und die Lagerung behandeln und Ihnen Standardpraktiken zur Optimierung Ihrer Mahlzeitenvorbereitung an die Hand geben.

Methoden für effizientes Kochen

1) Planen Sie Ihr Menü

Die Planung Ihres Menüs ist der erste Schritt zu erfolgreichem Batch-Cooking. Entscheiden Sie, welche Mahlzeiten Sie für die Woche zubereiten möchten, und stellen Sie sicher, dass sie ausgewogen sind und eine Vielzahl entzündungshemmender Lebensmittel enthalten.

Tipps:

- *Wählen Sie Rezepte, die gemeinsame Zutaten verwenden, um Abfall zu minimieren und die Vorbereitungszeit zu verkürzen.*

- *Integrieren Sie eine Mischung aus Frühstück, Mittagessen, Abendessen und Snacks in Ihren Plan.*

Beispiel: Wenn Sie einen Quinoasalat zum Mittagessen und eine Quinoa-Beilage zum Abendessen zubereiten, kochen Sie eine große Menge Quinoa, die Sie in beiden Gerichten verwenden können.

2) Verwenden Sie die richtigen Geräte

Die richtigen Werkzeuge können das Batch-Cooking effizienter und angenehmer machen. Investieren Sie in hochwertige Küchengeräte, um Ihren Kochprozess zu optimieren.

Wesentliche Werkzeuge:

- Große Töpfe und Pfannen: Ideal zum Kochen großer Mengen von Suppen, Eintöpfen und Getreide.

- Backbleche: Perfekt zum Rösten von Gemüse und Proteinen.

- Slow Cooker oder Instant Pot: Hervorragend für das mühelose Kochen von Gerichten wie Chili, Suppen und Aufläufen.

- Scharfe Messer: Sorgen für schnelles und sicheres Schneiden von Zutaten.

- Mixer oder Küchenmaschine: Nützlich für die Herstellung von Saucen, Dressings und Smoothies in großen Mengen.

3) Organisieren Sie Ihren Vorbereitungsbereich

Bevor Sie mit dem Kochen beginnen, organisieren Sie Ihre Küche und Ihren Vorbereitungsbereich. Sammeln Sie alle Zutaten und Werkzeuge, die Sie benötigen, und stellen Sie sie für einen einfachen Zugriff bereit.

Tipps:

- *Räumen Sie Ihre Arbeitsflächen frei und schaffen Sie einen sauberen, geräumigen Arbeitsbereich.*

- *Verwenden Sie Schalen oder Behälter, um vorbereitete Zutaten zu trennen.*

Beispiel: Richten Sie eine Schneide-Station mit Ihrem Gemüse, eine Kochstation mit Ihren Töpfen und Pfannen sowie einen Lagerbereich mit Ihren Behältern ein.

4) In Chargen kochen

Kochen Sie mehrere Rezepte gleichzeitig, um die Effizienz
zu maximieren. Dieser Ansatz hilft Ihnen, Ihre Zeit und Ihren
Küchenraum optimal zu nutzen.

Tipps:

- *Nutzen Sie Ihren Ofen zum Rösten von Gemüse und
  Proteinen, während Sie den Herd zum Kochen von
  Getreide und Suppen verwenden.*

- *Bereiten Sie No-Cook-Artikel wie Salate oder
  Overnight Oats vor, während andere Gerichte kochen.*

Beispiel: Während Ihre Quinoa und das geröstete Gemüse
kochen, können Sie einen großen Salat zusammenstellen und
Snacks wie Obst und Nüsse portionieren.

Methoden für effiziente Lagerung

I) Verwenden Sie qualitativ hochwertige Behälter

Investieren Sie in hochwertige, luftdichte Behälter, um Ihre
Mahlzeiten frisch und vor Kontamination zu schützen.
Glasbehälter sind langlebig und können vom Kühlschrank in
die Mikrowelle oder den Ofen gestellt werden.

Behältertypen:

- Glasbehälter mit Deckeln: Ideal zur Aufbewahrung von gekochten Mahlzeiten und Resten.

- Einmachgläser: Perfekt für Salate, Overnight Oats und Smoothie-Zutaten.

- Silikonbeutel: Hervorragend zum Einfrieren von Lebensmitteln und zur Aufbewahrung von Snacks.

2) Alles beschriften

Das Beschriften Ihrer Behälter mit dem Datum und dem Inhalt hilft Ihnen, den Überblick zu behalten und sicherzustellen, dass Sie die Lebensmittel konsumieren, solange sie frisch sind.

Tipps:

- *Verwenden Sie Malerkrepp oder Aufkleber, um das Datum und den Inhalt jedes Behälters zu kennzeichnen.*

- *Rotieren Sie die Lebensmittel in Ihrem Kühlschrank und Gefrierschrank, damit die ältesten Artikel zuerst verwendet werden.*

Beispiel: Beschriften Sie Behälter mit „Hühnchenpfanne – 28.07.", um nachzuvollziehen, wann Sie die Mahlzeit zubereitet haben.

3) Lebensmittel richtig lagern

Verschiedene Lebensmitteltypen erfordern unterschiedliche Lagerungsmethoden, um die Frische zu erhalten und Verderb zu verhindern.

Richtlinien:

- *Kühlen: Lagern Sie Mahlzeiten, die Sie innerhalb von 3-4 Tagen essen möchten, im Kühlschrank.*

- *Einfrieren: Frieren Sie Mahlzeiten ein, die Sie nicht innerhalb weniger Tage essen werden, um ihre Qualität bis zu 3 Monate zu erhalten.*

- *Portionieren: Teilen Sie Mahlzeiten in Einzelportionen auf, um einfache Grab-and-Go-Optionen zu schaffen.*

Beispiel: Kühlen Sie eine Charge Quinoasalat für das Mittagessen während der Woche und frieren Sie Portionen von Suppe für später ein.

4) Sicher aufwärmen

Erwärmen Sie Ihre Mahlzeiten richtig, um ihre Textur und ihren Geschmack zu erhalten und sicherzustellen, dass sie essbar sind.

Tipps:

- *Verwenden Sie die Mikrowelle oder den Herd, um Mahlzeiten gleichmäßig zu erwärmen.*

- *Fügen Sie einen Schuss Wasser oder Brühe zu Gerichten wie Getreide und Pasta hinzu, um zu verhindern, dass sie beim Aufwärmen austrocknen.*

Beispiel: Fügen Sie beim Aufwärmen von geröstetem Gemüse etwas Olivenöl hinzu und legen Sie es bei 180 °C für 10-15 Minuten in den Ofen, um ihre Knusprigkeit wiederherzustellen.

Batch-Cooking und die richtige Lagerung sind entscheidende Strategien, um eine entzündungshemmende Ernährung aufrechtzuerhalten und sicherzustellen, dass Sie immer gesunde, nahrhafte Mahlzeiten zur Verfügung haben. Durch die Planung Ihres Menüs, die Verwendung der richtigen

Geräte, die Organisation Ihres Vorbereitungsbereichs, das Kochen in Chargen, die Verwendung qualitativ hochwertiger Behälter, das Beschriften alles, die richtige Lagerung von Lebensmitteln und das sichere Aufwärmen können Sie Ihre Mahlzeitenvorbereitung optimieren und die Vorteile einer ausgewogenen, entzündungshemmenden Ernährung genießen.

Wenn wir zum nächsten Kapitel übergehen, werden wir das Verständnis von Lebensmitteletiketten und die informierte Auswahl im Supermarkt erkunden. Sie werden lernen, wie Sie entzündungshemmende Zutaten identifizieren und häufige Fallstricke vermeiden können, die Ihre diätetischen Bemühungen gefährden können. Bleiben Sie dran, um zu erfahren, wie Sie ein cleverer Käufer werden und die besten Entscheidungen für Ihre Gesundheit treffen können.

Kapitel Elf

Lebensmittelkennzeich nungen verstehen

Anknüpfend an die Strategien für die Zubereitung und Lagerung von Lebensmitteln, die im Kapitel Zehn besprochen wurden, ist es entscheidend, informierte Entscheidungen beim Kauf von Zutaten für Ihre entzündungshemmende Ernährung zu treffen. Das Verständnis von Lebensmittelkennzeichnungen kann Ihnen helfen, Produkte zu identifizieren, die mit Ihren Gesundheitszielen übereinstimmen, und solche zu vermeiden, die zur Entzündung beitragen könnten. Dieses Kapitel bietet einen detaillierten Leitfaden zum Lesen und Interpretieren von Lebensmittelkennzeichnungen, um sicherzustellen, dass Sie die besten Entscheidungen für Ihre Ernährung treffen.

Wie man Lebensmittelkennzeichnung en liest und interpretiert

Das Lesen und Interpretieren von Lebensmittelkennzeichnungen ist eine wesentliche Fähigkeit zur Aufrechterhaltung einer gesunden, entzündungshemmenden Ernährung. Es ermöglicht Ihnen, informierte Entscheidungen über die Lebensmittel zu treffen, die Sie konsumieren, und sicherzustellen, dass Sie Artikel auswählen, die Ihre Gesundheitsziele unterstützen, und solche vermeiden, die zur Entzündung beitragen könnten. Dieser Abschnitt bietet detaillierte Tipps zum effektiven Lesen von Lebensmittelkennzeichnungen, mit praktischen Beispielen, um Ihnen zu helfen, ein versierter Käufer zu werden.

Tipps zum Lesen von Kennzeichnungen

1) Beginnen Sie mit der Portionsgröße

Die Portionsgröße ist die Grundlage der auf dem Etikett angegebenen Nährwertinformationen. Sie gibt die Menge an

Lebensmittel an, auf der die Nährwertangaben basieren, was entscheidend für das Verständnis des Nährstoffgehalts der Lebensmittel ist.

Beispiel:

- Wenn auf dem Etikett eines Müsliriegels eine Portionsgröße von 1 Riegel (40g) angegeben ist und Sie normalerweise zwei Riegel essen, müssen Sie die Nährwerte verdoppeln, um ein genaues Bild dessen zu erhalten, was Sie konsumieren.

2) Überprüfen Sie die Kalorien

Kalorien messen die Energiemenge, die Sie aus einer Portion des Lebensmittels erhalten. Die Überwachung Ihrer Kalorienaufnahme ist wichtig, um ein gesundes Gewicht und ein ausgewogenes Energieniveau aufrechtzuerhalten.

Beispiel:

- Eine einzelne Portion eines Snackmix könnte 150 Kalorien enthalten. Wenn Sie zwei Portionen konsumieren, sind das 300 Kalorien, was schnell summiert werden kann, wenn Sie auf die Portionsgrößen nicht achten.

3) Achten Sie auf die Makronährstoffe

Gesamtfett, gesättigtes Fett und Transfett: Diese Werte geben den Fettgehalt des Lebensmittels an. Wählen Sie Lebensmittel mit geringeren Mengen an gesättigten und Transfetten, um Entzündungen zu reduzieren.

Beispiel i:

- Vergleichen Sie zwei Erdnussbuttermarken: Eine hat 16g Gesamtfett und 3g gesättigtes Fett pro Portion, die andere 14g Gesamtfett und 2g gesättigtes Fett. Wählen Sie die mit weniger gesättigtem Fett.

Eiweiß: Essenziell für die Muskelreparatur und Energie. Streben Sie eine ausgewogene Eiweißaufnahme über den Tag an.

Beispiel ii:

- Eine Portion griechischer Joghurt könnte 10g Eiweiß liefern, was ihn zu einer guten Option für einen eiweißreichen Snack macht.

Gesamt-Kohlenhydrate, Ballaststoffe und Zucker: Kohlenhydrate sind eine primäre Energiequelle. Konzentrieren Sie sich auf Lebensmittel, die reich an Ballaststoffen und arm an zugesetztem Zucker sind.

Beispiel iii:

- Vollkornbrot mit 5g Ballaststoffen pro Scheibe ist vorzuziehen gegenüber Weißbrot mit nur Ig Ballaststoffen pro Scheibe.

4) Bewerten Sie die Mikronährstoffe

Vitamine und Mineralien: Suchen Sie nach Lebensmitteln, die reich an essentiellen Vitaminen und Mineralien wie Vitamin D, Calcium, Eisen und Kalium sind. Diese Nährstoffe unterstützen verschiedene Körperfunktionen und die allgemeine Gesundheit.

Beispiel:

- Angereicherte Cerealien, die 25% des Tagesbedarfs (DV) an Eisen pro Portion liefern, können Ihnen helfen, Ihren Nährstoffbedarf zu decken.

5) Identifizieren Sie Nährstoffe, die Sie begrenzen sollten

Natrium: Eine hohe Natriumaufnahme kann das Risiko für Bluthochdruck und Herzkrankheiten erhöhen. Wählen Sie natriumarme Optionen, um die Herzgesundheit zu unterstützen.

Beispiel i:

- Eine Dosensuppe mit 900mg Natrium pro Portion sollte im Vergleich zu einer mit 400mg Natrium nur sparsam konsumiert werden.

Zugesetzte Zucker: Zugesetzte Zucker können zu Entzündungen und verschiedenen Gesundheitsproblemen beitragen. Streben Sie an, Lebensmittel mit hohem Gehalt an zugesetztem Zucker zu minimieren.

Beispiel ii:

- Vergleichen Sie Joghurtmarken: Eine mit 12g zugesetzten Zuckern pro Portion und eine andere mit 4g. Letztere ist die bessere Wahl zur Reduzierung der Zuckeraufnahme.

6) Verstehen Sie die Zutatenliste

Die Zutaten sind in absteigender Reihenfolge nach Gewicht aufgeführt. Die ersten Zutaten machen den Großteil des Produkts aus, daher sollten Sie sich auf diese konzentrieren, um die Qualität des Lebensmittels zu beurteilen.

Beispiel:

- Wenn ein Müsli "*Vollkornhafer*" als erste Zutat auflistet, ist es wahrscheinlich eine gesündere Option als eines, das zuerst "*Zucker*" oder "*raffiniertes Mehl*" auflistet.

7) Erkennen Sie gängige Zusatzstoffe und Konservierungsmittel

Vermeiden Sie künstliche Konservierungsstoffe, Farben und Aromen, die zur Entzündung beitragen können.

Beispiel:

- Wählen Sie anstelle eines Snacks mit künstlicher Färbung (z.B. Rot 40) einen mit natürlicher Färbung aus Rote-Bete-Saft oder Kurkuma.

8) Vergleichen Sie ähnliche Produkte

Nehmen Sie sich die Zeit, die Etiketten ähnlicher Produkte
zu vergleichen, um die gesündeste Option zu finden.

Beispiel:

- Beim Wählen von Salatsaucen vergleichen Sie deren
  Zucker-, Natrium- und Fettgehalt. Wählen Sie die mit
  den niedrigsten Mengen dieser Nährstoffe und achten
  Sie darauf, dass sie Ihrem Geschmack entspricht.

9) Seien Sie skeptisch gegenüber Gesundheitsansprüchen

Gesundheitsansprüche auf Verpackungen, wie „fettarm"
oder „zuckerfrei", können irreführend sein. Überprüfen Sie
immer diese Ansprüche, indem Sie die tatsächlichen
Nährwertangaben und die Zutatenliste überprüfen.

Beispiel:

- Ein „*fettfreies*" Muffin kann dennoch einen hohen
  Gehalt an zugesetztem Zucker aufweisen. Bestätigen Sie
  dies, indem Sie den Gesamtzuckergehalt und die
  Zutatenliste überprüfen.

Praktische Beispiele zum Lesen von Lebensmittelkennzeichnungen

Beispiel I: Joghurt

a) Portionsgröße: 1 Tasse (245g)

b) Kalorien: 150

c) Gesamtfett: 3g

d) Gesättigtes Fett: 1,5g

e) Eiweiß: 10g

f) Gesamt-Kohlenhydrate: 20g

   o Ballaststoffe: 0g

   o Zucker: 15g (davon 10g zugesetzte Zucker)

g) Natrium: 80mg

h) Zutaten: Kultivierte Milch der Klasse A, Erdbeeren, Zucker, natürliche Aromen, Pektin

Interpretation:

- Der Joghurt bietet eine gute Menge an Eiweiß, enthält jedoch auch 10g zugesetzten Zucker. Wenn die

Reduzierung der Zuckeraufnahme eine Priorität ist, suchen Sie nach Joghurt mit weniger zugesetztem Zucker oder wählen Sie Naturjoghurt und fügen Sie frisches Obst hinzu.

Beispiel 2: Vollkornbrot

a) Portionsgröße: 1 Scheibe (45g)
b) Kalorien: 110
c) Gesamtfett: 1,5g
d) Gesättigtes Fett: 0g
e) Eiweiß: 4g
f) Gesamt-Kohlenhydrate: 22g
   o Ballaststoffe: 4g
   o Zucker: 3g
g) Natrium: 180mg
h) Zutaten: Vollkornmehl, Wasser, Honig, Weizengluten, Hefe, Salz, Melasse

Interpretation:

- Das Brot ist reich an Ballaststoffen, was es zu einer guten Wahl für eine entzündungshemmende

Ernährung macht. Die Zutatenliste zeigt Vollkornmehl als erste Zutat, was auf ein Vollkornprodukt hinweist.

Beispiel 3: Dosensuppe

a) Portionsgröße: 1 Tasse (245g)
b) Kalorien: 90
c) Gesamtfett: 2g
d) Gesättigtes Fett: 0,5g
e) Eiweiß: 6g
f) Gesamt-Kohlenhydrate: 12g
   o Ballaststoffe: 3g
   o Zucker: 2g
g) Natrium: 900mg
h) Zutaten: Wasser, Hähnchen, Karotten, Sellerie, Reis, Salz, Hähnchenfett, Gewürze

Interpretation:

- Die Suppe ist kalorienarm, aber sehr hoch in Natrium. Wenn die Reduzierung von Natrium eine Priorität ist, ziehen Sie eine natriumarme Alternative in Betracht oder bereiten Sie eine hausgemachte Suppe zu, um den Salzgehalt zu kontrollieren.

Das Lesen und Interpretieren von Lebensmittelkennzeichnungen ist eine wichtige Fähigkeit zur Aufrechterhaltung einer gesunden, entzündungshemmenden Ernährung. Indem Sie sich auf Portionsgrößen, Kaloriengehalt, Makronährstoffe, Mikronährstoffe, Zutaten und gängige Zusatzstoffe konzentrieren, können Sie informierte Entscheidungen treffen, die Ihre Gesundheitsziele unterstützen. Vergleichen Sie immer ähnliche Produkte und seien Sie vorsichtig bei irreführenden Gesundheitsansprüchen, um sicherzustellen, dass Sie die besten Optionen für Ihre Ernährung auswählen.

Identifizierung entzündungsfördernder Zutaten

Bei der Aufrechterhaltung einer entzündungshemmenden Ernährung ist es entscheidend, Zutaten zu identifizieren und zu vermeiden, die zur Entzündung beitragen können. Viele verarbeitete Lebensmittel enthalten Zusatzstoffe und Konservierungsmittel, die entzündliche Reaktionen im Körper auslösen können. In diesem Abschnitt werden detaillierte Informationen zu häufigen entzündungsfördernden Zusatzstoffen bereitgestellt, um Ihnen zu helfen, informiertere Entscheidungen zur Unterstützung Ihrer Gesundheit zu treffen.

Häufige entzündungsfördernde Zusatzstoffe

1) Künstliche Konservierungsmittel

Konservierungsmittel werden Lebensmitteln zugesetzt, um ihre Haltbarkeit zu verlängern, aber einige können Entzündungen und andere Gesundheitsprobleme fördern.

Beispiele:

- Butylhydroxyanisol (BHA) und Butylhydroxytoluol (BHT): Diese sind häufig in verarbeiteten Lebensmitteln, Snacks und Cerealien zu finden. Studien legen nahe, dass sie oxidativen Stress und Entzündungen verursachen können.

- Natriumbenzoat: Oft in sauren Lebensmitteln wie Limonade und Salatdressings verwendet. Es kann Benzol bilden, ein bekanntes Karzinogen, wenn es mit Vitamin C kombiniert wird.

Tipps:

- *Überprüfen Sie die Zutatenlisten auf BHA, BHT und Natriumbenzoat und wählen Sie Produkte ohne diese Konservierungsmittel.*

2) Künstliche Farbstoffe

Künstliche Farbstoffe werden hinzugefügt, um das Aussehen von Lebensmitteln zu verbessern, können jedoch negative gesundheitliche Auswirkungen haben, einschließlich der Auslösung von Entzündungen.

Beispiele:

- Rot 40, Gelb 5 und Blau 1: Diese Farbstoffe sind in Süßigkeiten, Backwaren und Limonade enthalten. Sie wurden mit allergischen Reaktionen und entzündlichen Antworten in Verbindung gebracht.

Tipps:

- *Wählen Sie Lebensmittel, die mit natürlichen Zutaten wie Rote-Bete-Saft, Kurkuma oder Spirulina gefärbt sind.*

3) Künstliche Süßstoffe

Künstliche Süßstoffe werden als Zuckeralternativen verwendet, können jedoch die Gesundheit des Darms stören und zur Entzündung beitragen.

Beispiele:

- Aspartam, Sucralose und Saccharin: Diese sind in Diät-Limonade, zuckerfreien Produkten und kalorienarmen Snacks zu finden. Sie können die Darmmikrobiota verändern und entzündliche Wege fördern.

Tipps:

- *Wählen Sie natürliche Süßstoffe wie Honig, Ahornsirup oder Stevia anstelle von künstlichen Süßstoffen.*

4) Hydrierte Öle und Transfette

Hydrierte Öle enthalten Transfette, die bekannt dafür sind, Entzündungen und das Risiko chronischer Krankheiten zu erhöhen.

Beispiele:

- Teilweise hydrierte Öle: Häufig in Margarine, Backfett und vielen frittierten und gebackenen Lebensmitteln. Sie können LDL-Cholesterin erhöhen und HDL-Cholesterin senken, was Entzündungen fördert.

Tipps:

- *Vermeiden Sie Lebensmittel mit teilweise hydrierten Ölen in den Zutaten. Verwenden Sie gesündere Fette wie Olivenöl, Avocadoöl und Kokosöl.*

5) High Fructose Corn Syrup (HFCS)

HFCS ist ein Süßstoff, der aus Maisstärke hergestellt wird und in vielen verarbeiteten Lebensmitteln und Getränken verbreitet ist. Er kann zur Fettleibigkeit, Insulinresistenz und Entzündung beitragen.

Beispiele:

- Limonade, gesüßte Snacks und Saucen: HFCS wird häufig in Erfrischungsgetränken, Süßigkeiten und Saucen verwendet.

Tipps:

- *Überprüfen Sie die Etiketten auf HFCS und wählen Sie Produkte, die mit natürlichen Zuckern oder besser noch ohne zugesetzten Zucker gesüßt sind.*

6) Mononatriumglutamat (MSG)

MSG ist ein Geschmacksverstärker, der häufig in herzhaften Lebensmitteln hinzugefügt wird, aber bei einigen Menschen unerwünschte Reaktionen wie Kopfschmerzen und entzündliche Antworten hervorrufen kann.

Beispiele:

- Verpackte Snacks, Instantnudeln und chinesisches Essen: MSG wird weit verbreitet zur Aromatisierung von verarbeiteten Lebensmitteln verwendet.

Tipps:

- *Achten Sie auf "MSG-frei" Etiketten und wählen Sie natürliche Kräuter und Gewürze zur Geschmacksverstärkung.*

7) Natriumnitrite und -nitrate

Diese Konservierungsmittel werden in verarbeiteten Fleischwaren verwendet, um die Farbe zu erhalten und das Wachstum von Bakterien zu verhindern, können jedoch Nitrosamine bilden, die krebserregend sind und Entzündungen fördern.

Beispiele:

- Speck, Würstchen und Aufschnitt: Diese Fleischwaren enthalten oft Natriumnitrite und -nitrate.

Tipps:

- *Wählen Sie nitratfreies Fleisch oder solche, die mit natürlichen Alternativen wie Selleriesaft konserviert sind.*

8) Verfeinerte Kohlenhydrate

Verfeinerte Kohlenhydrate sind von ihren Nährstoffen und Ballaststoffen befreit, was zu schnellen Anstiegen des Blutzuckerspiegels und der Insulinwerte führt, die Entzündungen fördern können.

Beispiele:

- Weißbrot, Gebäck und zuckerhaltige Cerealien: Diese Lebensmittel sind reich an verfeinerten Kohlenhydraten.

Tipps:

- *Wählen Sie Vollkornversionen von Brot, Pasta und Cerealien, um Entzündungen zu reduzieren.*

Praktische Tipps zur Vermeidung entzündungsfördernder Zutaten

1) Zutatenlist sorgfältig lesen

Lesen Sie immer die Zutatenliste auf verpackten Lebensmitteln, um entzündungsfördernde Zusatzstoffe zu identifizieren und zu vermeiden. Je weniger Zutaten, desto besser.

Beispiel:

- Wählen Sie ein Erdnussbutterprodukt, das nur Erdnüsse und Salz als Zutaten auflistet, und vermeiden

Sie solche mit zugesetztem Zucker, Ölen und Konservierungsmitteln.

2) Zu Hause kochen

Das Kochen zu Hause ermöglicht es Ihnen, die Zutaten zu kontrollieren und unerwünschte Zusatzstoffe zu vermeiden.

Beispiel:

- Bereiten Sie hausgemachte Salatdressings mit Olivenöl, Zitronensaft und Kräutern zu, anstatt kommerzielle Dressings mit Konservierungsmitteln und künstlichen Aromen zu kaufen.

3) Vollwertkost wählen

Vollwertkost wie Obst, Gemüse, Nüsse, Samen und Vollkornprodukte sind von Natur aus frei von schädlichen Zusatzstoffen.

Beispiel:

- Naschen Sie frisches Obst oder eine Handvoll Nüsse anstelle von verpackten Snacks mit künstlichen Zutaten.

4) Seien Sie skeptisch gegenüber verarbeiteten Lebensmitteln

Viele verarbeitete Lebensmittel enthalten versteckte Zusatzstoffe. Wählen Sie, wann immer möglich, frische, unverarbeitete Lebensmittel anstelle von verarbeiteten Optionen.

Beispiel:

- Anstatt aromatisierten Joghurt zu kaufen, kaufen Sie Naturjoghurt und fügen Sie frisches Obst und Honig zur Süßung hinzu.

Die Identifizierung und Vermeidung entzündungsfördernder Zutaten ist entscheidend für die Aufrechterhaltung einer entzündungshemmenden Ernährung und die Unterstützung Ihrer allgemeinen Gesundheit. Durch das Verständnis häufiger Zusatzstoffe wie künstliche Konservierungsmittel, Farbstoffe, Süßstoffe, hydrierte Öle, HFCS, MSG, Natriumnitrite und verfeinerte Kohlenhydrate können Sie informiertere Entscheidungen treffen, die Ihr Wohlbefinden fördern.

Informierte Lebensmittelentscheidunge n treffen

Informierte Lebensmittelentscheidungen zu treffen, ist entscheidend für die Aufrechterhaltung einer entzündungshemmenden Ernährung und zur Unterstützung Ihrer allgemeinen Gesundheit. Kluges Einkaufen kann Ihnen helfen, den Supermarkt zu durchqueren, die besten Produkte auszuwählen und Zutaten zu vermeiden, die Entzündungen fördern können. Dieser Abschnitt bietet detaillierte Tipps für kluges Einkaufen und stellt sicher, dass Sie die gesündesten Entscheidungen für Ihre Ernährung treffen können.

Tipps für kluges Einkaufen

1) Planen Sie Ihre Mahlzeiten und erstellen Sie eine Liste

Bevor Sie zum Supermarkt gehen, planen Sie Ihre Mahlzeiten für die Woche und erstellen Sie eine detaillierte Einkaufsliste. Dies hilft Ihnen, fokussiert zu bleiben und Impulskäufe zu vermeiden.

Beispiel:

- Mahlzeitenplan: Frühstücke könnten Haferflocken über Nacht und Smoothies umfassen, Mittagessen könnten Salate und Suppen sein, und Abendessen könnten gegrillter Fisch und geröstetes Gemüse bestehen.

- Einkaufsliste: Haferflocken, Mandelmilch, Beeren, Spinat, Quinoa, Lachs, Süßkartoffeln, Olivenöl.

2) Einkaufen am Rand des Geschäfts

Der Rand des Supermarkts enthält typischerweise frisches Obst und Gemüse, Fleisch, Milchprodukte und Vollkornprodukte, die gesündere Optionen im Vergleich zu verarbeiteten Lebensmitteln in den Mittelgängen sind.

Beispiel:

- Beginnen Sie Ihren Einkauf, indem Sie frisches Obst und Gemüse, mageres Protein wie Huhn und Fisch sowie Vollkornprodukte wie braunen Reis und Quinoa auswählen.

3) Lebensmittelkennzeichnungen sorgfältig lesen

Wie in der ersten Lektion besprochen, ist das Verständnis
von Lebensmittelkennzeichnungen entscheidend. Achten Sie
auf kurze Zutatenlisten mit erkennbaren, unverarbeiteten
Zutaten. Vermeiden Sie Produkte mit zugesetztem Zucker,
künstlichen Konservierungsstoffen und ungesunden Fetten.

Beispiel:

- Wählen Sie ein Glas Erdnussbutter, das nur Erdnüsse
  und Salz als Zutaten auflistet, und vermeiden Sie solche
  mit gehärteten Ölen oder zugesetztem Zucker.

4) Vollwertkost priorisieren

Vollwertkost ist minimal verarbeitet und frei von
Zusatzstoffen. Konzentrieren Sie sich darauf,
Vollkornprodukte, frisches Obst und Gemüse, mageres
Protein und gesunde Fette zu kaufen.

Beispiel:

- Wählen Sie Vollkornbrot anstelle von Weißbrot,
  frisches Obst anstelle von Fruchtsnacks und ganze
  Nüsse anstelle von zuckerüberzogenen Nüssen.

5) Bio-Produkte wählen, wenn möglich

Biologische Lebensmittel werden ohne synthetische Pestizide und Düngemittel angebaut, die Entzündungen fördern können. Priorisieren Sie den Kauf von Bio-Produkten, insbesondere bei Obst und Gemüse, die typischerweise hohe Pestizidrückstände aufweisen.

Beispiel:

- Kaufen Sie Bio-Äpfel, Erdbeeren und Spinat, die oft auf der "*Dirty Dozen*"-Liste der Environmental Working Group (EWG) stehen, die Produkte mit den höchsten Pestizidrückständen umfasst.

6) Seien Sie skeptisch gegenüber Marketingansprüchen

Bezeichnungen wie „natürlich", „fettarm" oder „zuckerfrei" können irreführend sein. Überprüfen Sie diese Ansprüche, indem Sie die Nährwertangaben und Zutatenlisten lesen.

Beispiel:

- Ein als *„fettarm"* gekennzeichnetes Müsli kann dennoch viel Zucker enthalten. Überprüfen Sie die

Nährwertangaben auf Gesamtzucker und die Zutatenliste auf zugesetzten Zucker.

7) Kaufen Sie bei Bedarf in großen Mengen

Der Kauf in großen Mengen kann Geld sparen und Verpackungsabfälle reduzieren. Dies ist besonders nützlich für Grundnahrungsmittel wie Getreide, Nüsse und Samen.

Beispiel:

- Kaufen Sie große Säcke Quinoa, braunen Reis, Mandeln und Chiasamen. Lagern Sie sie in luftdichten Behältern, um die Frische zu bewahren.

8) Nutzen Sie saisonale und lokale Produkte

Saisonale und lokale Produkte sind frischer, nährstoffreicher und oft günstiger. Der Einkauf auf Bauernmärkten kann Zugang zu hochwertigen, saisonalen Lebensmitteln bieten.

Beispiel:

- Kaufen Sie im Sommer lokale Tomaten, Zucchini und Beeren. Im Winter suchen Sie nach Wurzelgemüse wie Karotten, Rüben und Süßkartoffeln.

9) Vermeiden Sie stark verarbeitete Lebensmittel

Stark verarbeitete Lebensmittel enthalten häufig ungesunde Fette, Zucker und Zusatzstoffe, die Entzündungen fördern können. Halten Sie sich an ganze, minimal verarbeitete Optionen.

Beispiel:

- Anstatt verpackte Kekse oder Chips zu kaufen, wählen Sie frisches Obst oder selbstgemachte Snacks wie Energiebällchen aus Datteln, Nüssen und Samen.

Informierte Lebensmittelentscheidungen zu treffen, ist ein Grundpfeiler für die Aufrechterhaltung einer entzündungshemmenden Ernährung. Durch das Planen Ihrer Mahlzeiten, das Einkaufen am Rand des Geschäfts, das Lesen von Lebensmittelkennzeichnungen, das Priorisieren von Vollwertkost, das Wählen von Bio-Produkten, das Skeptischsein gegenüber Marketingansprüchen, das Kaufen in großen Mengen, das Nutzen saisonaler und lokaler Produkte sowie das Vermeiden stark verarbeiteter Lebensmittel können Sie Ihre Gesundheit und Ihr Wohlbefinden durch kluge Einkaufspraktiken unterstützen.

Wenn wir zum nächsten Kapitel übergehen, werden wir häufige Fallstricke und deren Vermeidung untersuchen. Sie werden Strategien kennenlernen, um Herausforderungen und Missverständnisse über die entzündungshemmende Ernährung zu überwinden, damit Sie auf dem richtigen Weg bleiben und weiterhin Fortschritte bei Ihren Gesundheitszielen machen können. Bleiben Sie dran, um zu erfahren, wie Sie potenzielle Hindernisse überwinden und einen ausgewogenen, entzündungshemmenden Lebensstil aufrechterhalten können.

Kapitel Zwölf

Häufige Fallstricke und wie man sie vermeidet

Während Sie sich durch die entzündungshemmende Ernährung bewegen, ist es entscheidend, sich der potenziellen Fallstricke bewusst zu sein, die Ihren Fortschritt gefährden könnten. So wie Sie gelernt haben, informierte Lebensmittelentscheidungen zu treffen und entzündungsfördernde Zutaten zu erkennen, kann das Verständnis häufiger Herausforderungen und das Wissen, wie man sie überwindet, Ihren fortwährenden Erfolg sicherstellen.

Stellen Sie sich vor, Sie fühlen sich ermächtigt und zuversichtlich in Ihren Ernährungsentscheidungen und vermeiden die häufigen Fehler, in die viele Menschen tappen. Indem Sie diese Fallstricke erkennen und lernen, wie Sie sie umgehen können, bleiben Sie auf Kurs und profitieren voll und ganz von einem gesünderen Lebensstil. Dieses Kapitel ist darauf ausgelegt, Sie mit praktischen Strategien und Einsichten auszustatten, um diese Hindernisse zu überwinden, was Ihre Reise reibungsloser und lohnender macht.

Egal, ob Sie Patient einer entzündungshemmenden Diät sind oder einfach nur Ihr Wohlbefinden steigern möchten, dieses Kapitel wird eine wertvolle Ressource für Sie sein. Wir werden die häufigsten Herausforderungen untersuchen, mit denen Menschen konfrontiert sind, wenn sie eine entzündungshemmende Diät befolgen, und Ihnen umsetzbare Tipps an die Hand geben, um diese zu vermeiden.

Sind Sie bereit, Ihre Reise zu besserer Gesundheit und mehr Energie durch kluge Ernährungsentscheidungen fortzusetzen? Lassen Sie uns erkunden, wie wir diese Fallstricke umgehen und mit Zuversicht und Leichtigkeit vorankommen können.

Falschannahmen über die entzündungshemmende Ernährung

Auf Ihrem Weg zu einem gesünderen Lebensstil ist es wichtig, zwischen genauen Informationen und gängigen Missverständnissen über die entzündungshemmende Ernährung zu unterscheiden. Die Auseinandersetzung mit diesen Mythen hilft Ihnen nicht nur, informiertere Entscheidungen zu treffen, sondern sorgt auch dafür, dass Sie die Ernährung mit Zuversicht verfolgen können, um optimale Vorteile zu erzielen. Hier widerlegen wir einige verbreitete Mythen und geben Klarheit darüber, was tatsächlich eine entzündungshemmende Ernährung ausmacht.

Mythos I: Die entzündungshemmende Ernährung ist nur ein Trend

Ein häufiges Missverständnis ist, dass die entzündungshemmende Ernährung lediglich ein vorübergehender Gesundheitstrend ist. In Wirklichkeit basiert diese Ernährung auf umfangreicher wissenschaftlicher Forschung und langjährigen ernährungswissenschaftlichen Prinzipien, die darauf abzielen, Entzündungen zu reduzieren und die allgemeine Gesundheit zu fördern.

Widerlegung des Mythos:

- Die entzündungshemmende Ernährung legt Wert auf vollwertige, natürliche Lebensmittel wie Obst, Gemüse, mageres Eiweiß und gesunde Fette, die nachweislich Entzündungen reduzieren und die Gesundheit verbessern. Diese Prinzipien stimmen mit etablierten Ernährungsrichtlinien überein und wurden durch zahlreiche Studien validiert.

Beispiel:

- Der Verzehr von Lebensmitteln, die reich an Omega-3-Fettsäuren sind, wie Lachs und Walnüsse, sowie von Antioxidantien, wie Beeren und Blattgemüse, kann die Entzündungsmarker im Körper erheblich reduzieren.

Mythos 2: Es ist zu kompliziert und einschränkend

Ein weiterer Mythos besagt, dass die entzündungshemmende Ernährung übermäßig komplex ist und zu viele Lebensmittel einschränkt, was es schwierig macht, ihr zu folgen. Während sie einige Anpassungen in der Ernährung erfordert, ist sie flexibel und kann an individuelle Vorlieben und Bedürfnisse angepasst werden.

Widerlegung des Mythos:

- Die Ernährung konzentriert sich darauf, mehr vollwertige Lebensmittel einzubeziehen, anstatt bestimmte Lebensmittel strikt zu eliminieren. Sie ermöglicht eine Vielzahl von köstlichen und nahrhaften Mahlzeiten, was sie nachhaltig und angenehm macht.

Beispiel:

- Der Genuss einer vielfältigen Auswahl an Mahlzeiten wie Quinoasalate, geröstetes Gemüse, gegrillten Fisch und frische Obstsmoothies demonstriert die Vielfalt und Flexibilität der entzündungshemmenden Ernährung.

Mythos 3: Nur Menschen mit chronischen Erkrankungen brauchen sie

Einige glauben, dass die entzündungshemmende Ernährung nur für Personen mit chronisch entzündlichen Erkrankungen wie Arthritis oder Herzkrankheiten von Vorteil ist. Diese Ernährung kann jedoch jedem zugutekommen, indem sie die allgemeine Gesundheit fördert und zukünftige Gesundheitsprobleme vorbeugt.

Widerlegung des Mythos:

- Während die Ernährung besonders vorteilhaft für Menschen mit entzündlichen Erkrankungen ist, unterstützen ihre Prinzipien die allgemeine Gesundheit, das Gewichtsmanagement und die Krankheitsprävention. Jeder kann diese Ernährung annehmen, um sein Wohlbefinden zu verbessern und das Risiko chronischer Krankheiten zu verringern.

Beispiel:

- Der regelmäßige Verzehr entzündungshemmender Lebensmittel kann die Herzgesundheit verbessern, die Gehirnfunktion fördern und das Immunsystem

stärken, was sie zu einem wertvollen Ernährungsansatz
für alle macht.

Mythos 4: Nahrungsergänzungsmittel können vollwertige Lebensmittel ersetzen

Es gibt das Missverständnis, dass die Einnahme von
Nahrungsergänzungsmitteln die gleichen Vorteile bieten
kann wie die Befolgung einer entzündungshemmenden
Ernährung. Während Nahrungsergänzungsmittel helfen
können, Nährstofflücken zu schließen, können sie die breite
Palette an Nährstoffen und Gesundheitsvorteilen, die
vollwertige Lebensmittel bieten, nicht ersetzen.

Widerlegung des Mythos:

- Vollwertige Lebensmittel enthalten eine komplexe
  Mischung aus Nährstoffen, Ballaststoffen und
  Antioxidantien, die synergistisch wirken, um
  Entzündungen zu reduzieren und die Gesundheit zu
  unterstützen. Sich ausschließlich auf
  Nahrungsergänzungsmittel zu verlassen, kann zu
  Nährstoffungleichgewichten und verpassten
  Gesundheitsvorteilen führen.

Beispiel:

- Eine Ernährung, die reich an buntem Obst und Gemüse ist, bietet ein breiteres Spektrum an Phytonährstoffen als jedes einzelne Nahrungsergänzungsmittel.

Mythos 5: Es ist teuer, sie aufrechtzuerhalten

Ein weiterer Mythos besagt, dass die Befolgung einer entzündungshemmenden Ernährung unerschwinglich teuer ist. Während einige Zutaten kostspielig sein können, gibt es viele erschwingliche Optionen, die in die Ernährung passen und sie für verschiedene Budgets zugänglich machen.

Widerlegung des Mythos:

- Durch die Planung von Mahlzeiten, den Kauf in großen Mengen und die Wahl saisonaler Produkte können Sie eine entzündungshemmende Ernährung aufrechterhalten, ohne zu viel auszugeben. Die Priorisierung von vollwertigen Lebensmitteln gegenüber verarbeiteten Optionen führt oft zu einem besseren Preis-Leistungs-Verhältnis.

Beispiel:

- Lebensmittel wie Bohnen, Linsen, saisonales Gemüse und Vollkornprodukte sind nahrhafte und budgetfreundliche Grundnahrungsmittel der entzündungshemmenden Ernährung.

Die Auseinandersetzung mit diesen gängigen Missverständnissen über die entzündungshemmende Ernährung trägt dazu bei, ihre Prinzipien und Vorteile zu klären, wodurch sie zugänglicher und ansprechender wird. Indem Sie verstehen, dass diese Ernährung nicht nur ein Trend ist, sondern ein wissenschaftlich unterstützter Ansatz für die Gesundheit, und ihre Flexibilität und Erschwinglichkeit erkennen, können Sie sie mit Zuversicht in Ihren Lebensstil integrieren.

Strategien zur Überwindung von Herausforderungen

Der Einstieg in eine entzündungshemmende Ernährung kann mehrere Herausforderungen mit sich bringen, aber mit den richtigen Strategien und Lösungen können Sie diese

Hindernisse überwinden und Ihr Engagement für einen gesünderen Lebensstil aufrechterhalten. Dieser Abschnitt bietet detaillierte Strategien zur Überwindung häufiger Probleme, mit denen Personen konfrontiert sind, die eine entzündungshemmende Ernährung befolgen, und stellt sicher, dass Sie auf Kurs bleiben und weiterhin von den Vorteilen profitieren.

Herausforderung I: Mangel an Zeit für die Mahlzeitenvorbereitung

Eine der häufigsten Herausforderungen ist es, Zeit für die Zubereitung gesunder Mahlzeiten zu finden, insbesondere bei einem vollen Terminkalender.

Lösung:

- Batch Cooking und Mahlzeitenvorbereitung: Widmen Sie ein paar Stunden pro Woche der Batch-Zubereitung und der Vorbereitung von Mahlzeiten. Bereiten Sie große Mengen an Grundnahrungsmitteln wie Quinoa, gegrilltem Gemüse und magerem Protein vor und portionieren Sie diese in Behälter für schnelle, verzehrfertige Mahlzeiten während der Woche.

- *Beispiel:* Verbringen Sie den Sonntagnachmittag damit, einen Quinoasalat zuzubereiten, ein Blech mit gemischtem Gemüse zu rösten und Hähnchenbrust zu grillen. Lagern Sie diese in separaten Behältern, sodass Sie Komponenten zum Mischen und Kombinieren für Mahlzeiten bereit haben.

Herausforderung 2: Schwierigkeiten beim Finden entzündungshemmender Zutaten

Der Zugang zu bestimmten entzündungshemmenden Zutaten kann manchmal eingeschränkt sein, insbesondere wenn Sie in einer ländlichen Gegend oder einem Nahrungsmittelwüste leben.

Lösung:

- Online und lokal einkaufen: Nutzen Sie Online-Lebensmitteldienste, um schwer zu findende Zutaten zu bestellen. Unterstützen Sie zudem lokale Bauernmärkte und Lebensmittelgeschäfte, die frisches, saisonales Obst und Gemüse anbieten.

- *Beispiel:* Bestellen Sie Artikel wie Chiasamen, Quinoa und spezielle Gewürze online, wenn sie lokal nicht erhältlich sind. Besuchen Sie Ihren örtlichen Bauernmarkt für frisches, saisonales Gemüse und Obst.

Herausforderung 3: Umgang mit sozialen Situationen und Essen gehen

Soziale Veranstaltungen und das Essen in Restaurants können herausfordernd sein, wenn man versucht, sich an eine entzündungshemmende Ernährung zu halten.

Lösung:

- Im Voraus planen: Sehen Sie sich die Speisekarten von Restaurants im Voraus an, um entzündungshemmende Optionen zu finden. Zögern Sie nicht, nach Modifikationen zu fragen, um Ihren diätetischen Bedürfnissen gerecht zu werden.

- *Beispiel:* Wenn Sie in ein Restaurant gehen, überprüfen Sie deren Speisekarte online und wählen Sie Gerichte aus, die gegrilltes Fleisch, Salate und gedämpftes Gemüse enthalten. Bitten Sie darum, Dressings und Saucen separat zu servieren, um zugesetzten Zucker und ungesunde Fette zu kontrollieren.

Herausforderung 4: Gelüste nach ungesunden Lebensmitteln

Gelüste nach verarbeiteten und zuckerhaltigen Lebensmitteln können ein erhebliches Hindernis darstellen, insbesondere in den frühen Phasen der Umstellung auf eine entzündungshemmende Ernährung.

Lösung:

- Gesunde Alternativen: Finden Sie gesündere Alternativen für Ihre Lieblingsleckereien. Stillen Sie süße Gelüste mit Obst oder dunkler Schokolade und ersetzen Sie salzige Snacks durch Nüsse und Samen.

- *Beispiel:* Anstatt zu einem Schokoriegel zu greifen, entscheiden Sie sich für eine Handvoll Mandeln, die mit dunklen Schokoladenstückchen gemischt sind. Für einen salzigen Snack probieren Sie geröstete Kichererbsen oder selbstgemachte Grünkohlchips.

Herausforderung 5: Motivation aufrechterhalten

Die langfristige Aufrechterhaltung der Motivation kann schwierig sein, insbesondere wenn Sie keine sofortigen Ergebnisse sehen.

Lösung:

- Realistische Ziele setzen und Fortschritte verfolgen: Legen Sie kleine, erreichbare Ziele fest und verfolgen Sie Ihren Fortschritt. Feiern Sie Meilensteine und reflektieren Sie über die positiven Veränderungen, die Sie erlebt haben.

- *Beispiel:* Führen Sie ein Ernährungstagebuch, um Ihre Diät zu überwachen und Verbesserungen bei Ihrer Energie, Stimmung und allgemeinen Gesundheit festzuhalten. Belohnen Sie sich für das Einhalten Ihrer Diät mit nicht lebensmittelbezogenen Belohnungen wie einer Massage oder einem neuen Buch.

Herausforderung 6: Eingeschränkte Kochkünste

Wenn Sie nicht sicher in Ihren Kochfähigkeiten sind, kann es entmutigend erscheinen, entzündungshemmende Mahlzeiten zuzubereiten.

Lösung:

- Einfache Rezepte und Kochkurse: Beginnen Sie mit einfachen Rezepten, die nur wenige Zutaten und

Schritte erfordern. Ziehen Sie in Betracht, einen Kochkurs zu besuchen, um Ihre Fähigkeiten und Ihr Selbstvertrauen in der Küche zu stärken.

- *Beispiel:* Beginnen Sie mit einfachen Gerichten wie einem Gemüsepfanne oder einem einfachen gebackenen Lachs. Wenn Sie sich sicherer fühlen, experimentieren Sie mit komplexeren Rezepten.

Herausforderung 7: Budgetbeschränkungen

Gesunde Ernährung kann manchmal als teuer wahrgenommen werden, muss es aber nicht sein.

Lösung:

- Budgetfreundliches Einkaufen: Kaufen Sie in großen Mengen, wählen Sie saisonale Produkte und konzentrieren Sie sich auf kostengünstige Grundnahrungsmittel wie Bohnen, Linsen und Vollkornprodukte.

- *Beispiel:* Kaufen Sie einen großen Sack braunen Reis oder Linsen, die beide günstig und vielseitig sind.

Planen Sie Mahlzeiten rund um saisonales Gemüse, das oft erschwinglicher und frischer ist.

Die Überwindung von Herausforderungen bei der Einhaltung einer entzündungshemmenden Ernährung ist mit den richtigen Strategien und der richtigen Einstellung möglich. Indem Sie häufige Probleme wie Zeitmangel, Schwierigkeiten beim Finden von Zutaten, den Umgang mit sozialen Situationen, Gelüste, Motivation, Kochkünste und Budgetbeschränkungen angehen, können Sie Ihr Engagement für einen gesünderen Lebensstil aufrechterhalten. Die Umsetzung dieser Lösungen wird Ihnen helfen, auf Kurs zu bleiben und weiterhin die Vorteile einer entzündungshemmenden Ernährung zu genießen.

Bedeutung von Flexibilität und Mäßigung

Während Sie den Weg zur Aufrechterhaltung einer entzündungshemmenden Ernährung beschreiten, ist es entscheidend, die Bedeutung von Flexibilität und Mäßigung zu verstehen. Das Streben nach Perfektion kann zu unnötigem Stress und Erschöpfung führen, was die positiven Effekte Ihrer Ernährungsbemühungen beeinträchtigen kann. Indem Sie einen ausgewogenen Ansatz annehmen, können Sie einen nachhaltigen und angenehmen Weg zu Gesundheit und Wohlbefinden genießen.

Die Balance der Diätadhärenz

Eine strikte Einhaltung jeder Diät kann herausfordernd und oft langfristig nicht nachhaltig sein. Die entzündungshemmende Diät betont vollwertige, natürliche Lebensmittel und gesunde Essgewohnheiten, aber es ist wichtig, Flexibilität und Mäßigung zuzulassen, um sicherzustellen, dass Sie langfristig dabei bleiben können.

I. **Gelegentliche Genüsse zulassen:** Gelegentliche Genüsse in Ihre Ernährung einzubauen, kann das Gefühl der Entbehrung verhindern und Ihnen helfen, langfristig engagiert zu bleiben. Wenn Sie ab und zu eine Lieblingssüßigkeit genießen, wird dies Ihren Fortschritt nicht gefährden, solange Sie insgesamt gesunde Essgewohnheiten beibehalten.

Beispiel: Wenn Sie dunkle Schokolade lieben, erlauben Sie sich ein kleines Stück ein paar Mal pro Woche. Diese Leckerei kann Ihre Lust auf Süßes stillen, ohne Ihre entzündungshemmenden Ziele erheblich zu beeinträchtigen.

2. **An Ihren Lebensstil anpassen:** Ihre Ernährung sollte in Ihren Lebensstil passen, nicht umgekehrt. Flexibilität ermöglicht es Ihnen, Ihre Essgewohnheiten an verschiedene Situationen anzupassen, sei es beim Essen gehen, Reisen oder bei gesellschaftlichen Zusammenkünften.

Beispiel: Wenn Sie auswärts essen, wählen Sie die gesündesten verfügbaren Optionen, aber machen Sie sich keinen Stress, wenn Ihre Mahlzeit nicht perfekt mit Ihrer entzündungshemmenden Diät übereinstimmt. Konzentrieren Sie sich darauf, das Erlebnis zu genießen und die bestmöglichen Entscheidungen unter den gegebenen Umständen zu treffen.

3. **Achtsames Essen praktizieren:** Achtsames Essen bedeutet, der Erfahrung des Essens Aufmerksamkeit zu schenken und Ihr Essen ohne Urteil zu genießen. Diese Praxis kann Ihnen helfen, Hunger- und

Sättigungssignale zu erkennen, was zu ausgewogeneren und zufriedenstellenderen Mahlzeiten führt.

Beispiel: Nehmen Sie sich Zeit, um Ihre Mahlzeiten zu genießen, gründlich zu kauen und die Aromen und Texturen zu schätzen. Dieser achtsame Ansatz kann Überessen verhindern und eine gesündere Beziehung zu Lebensmitteln fördern.

4. **Vielfalt annehmen:** Eine breite Vielfalt an Lebensmitteln zu essen, stellt sicher, dass Sie ein breites Spektrum an Nährstoffen erhalten und diätetischer Langeweile vorbeugen. Experimentieren Sie mit neuen Rezepten, Zutaten und Kochmethoden, um Ihre Mahlzeiten aufregend und nahrhaft zu gestalten.

Beispiel: Rotieren Sie verschiedene Arten von Proteinen, Gemüse und Vollkornprodukten in Ihren Mahlzeiten. Versuchen Sie, saisonale Produkte und internationale Küchen zu integrieren, um Ihre Ernährung zu diversifizieren.

5. **Auf Ihren Körper hören:** Die Bedürfnisse Ihres Körpers können sich im Laufe der Zeit aufgrund von Faktoren wie Stress, Aktivitätsniveau und Gesundheitszuständen

ändern. Flexibilität ermöglicht es Ihnen, Ihre Ernährung an Ihre aktuellen Bedürfnisse anzupassen.

Beispiel: Wenn Sie sich besonders müde fühlen, konzentrieren Sie sich auf nährstoffreiche Lebensmittel, die nachhaltige Energie bieten, wie Vollkornprodukte, mageres Protein und gesunde Fette.

6. **Realistische Ziele setzen:** Das Setzen von erreichbaren Zielen hilft Ihnen, motiviert zu bleiben und den Fortschritt zu verfolgen, ohne sich überwältigt zu fühlen. Feiern Sie kleine Erfolge und nutzen Sie diese als Sprungbrett zu größeren Gesundheitszielen.

Beispiel: Anstatt eine perfekte Diät anzustreben, setzen Sie sich das Ziel, in jede Mahlzeit mindestens ein entzündungshemmendes Lebensmittel einzubauen. Erhöhen Sie dies schrittweise, wenn Sie sich mit Ihren neuen Essgewohnheiten wohler fühlen.

Die Integration von Flexibilität und Mäßigung in Ihre entzündungshemmende Ernährung ist der Schlüssel zum langfristigen Erfolg. Indem Sie gelegentliche Genüsse zulassen, sich an Ihren Lebensstil anpassen, achtsames Essen praktizieren, Vielfalt annehmen, auf Ihren Körper hören und realistische Ziele setzen, können Sie einen nachhaltigen und ausgewogenen Ansatz für die Gesundheit genießen. Diese ausgewogene Perspektive unterstützt nicht nur die Einhaltung der Diät, sondern verbessert auch Ihr allgemeines Wohlbefinden und Ihre Freude am Essen.

Wenn wir zum nächsten Kapitel übergehen, werden wir uns mit familienfreundlichen entzündungshemmenden Mahlzeiten beschäftigen. Entdecken Sie, wie Sie Rezepte für Kinder und Familien anpassen, gesunde Essgewohnheiten zu Hause fördern und Kinder in die Zubereitung von Mahlzeiten einbeziehen können. Dieser Ansatz stellt sicher, dass alle im Haushalt die Vorteile einer entzündungshemmenden Ernährung gemeinsam genießen können und fördert eine Kultur der Gesundheit und des Wohlbefindens innerhalb Ihrer Familie. Bleiben Sie dran, um zu erfahren, wie Sie die entzündungshemmende Diät zu einem köstlichen und inklusiven Erlebnis für alle Altersgruppen machen können.

Kapitel Dreizehn

Familienfreundliche entzündungshemmende Mahlzeiten

Im Anschluss an die Bedeutung von Flexibilität und Mäßigung im zwölften Kapitel wenden wir uns nun der Frage zu, wie die entzündungshemmende Ernährung zu einer Familienangelegenheit werden kann. Stellen Sie sich ein Zuhause vor, in dem jeder — vom Jüngsten bis zum Ältesten — Mahlzeiten genießt, die nicht nur köstlich, sondern auch voller gesundheitlicher Vorteile sind. Die Anpassung der entzündungshemmenden Ernährung für die gesamte Familie kann die Mahlzeiten in eine gemeinsame Reise zu besserer Gesundheit verwandeln und lebenslange gesunde Essgewohnheiten bei Ihren Kindern und Angehörigen fördern.

Die entzündungshemmende Ernährung ist nicht nur für Erwachsene gedacht; es handelt sich um eine Lebensstiländerung, die jedem Familienmitglied zugutekommt. Indem Sie familienfreundliche Mahlzeiten in Ihren Alltag integrieren, können Sie sicherstellen, dass jeder die Nährstoffe erhält, die er benötigt, während Sie gemeinsam kochen und essen. Dieses Kapitel bietet Ihnen praktische Strategien und köstliche Rezepte, die es einfach machen, entzündungshemmende Lebensmittel in Mahlzeiten einzubeziehen, die für alle Altersgruppen ansprechend sind.

Sind Sie bereit, Ihre Küche zum Herzen von Gesundheit und Wohlbefinden für Ihre Familie zu machen? Lassen Sie uns erkunden, wie Sie Mahlzeiten kreieren können, die alle an den Tisch bringen und eine Liebe zu nahrhaften Lebensmitteln und gesundem Leben fördern.

Rezepte für Kinder und Familien anpassen

Die Umwandlung Ihrer Familienmahlzeiten in entzündungshemmende Kraftpakete bedeutet nicht, auf

Geschmack oder Bequemlichkeit zu verzichten. Rezepte so anzupassen, dass sie kinderfreundlicher sind und gleichzeitig ihren Nährwert beibehalten, kann den Übergang für die ganze Familie erleichtern. Hier sind einige effektive Strategien, um Rezepte für Kinder und Familien anzupassen und sicherzustellen, dass jeder von der entzündungshemmenden Ernährung profitiert und sie genießt.

Kinderfreundliche Anpassungen

1) Milde und vertraute Aromen

Kinder ziehen oft mildere Aromen vor, daher ist es wichtig, mit Zutaten und Gerichten zu beginnen, mit denen sie bereits vertraut sind, und schrittweise neue und intensivere Aromen einzuführen.

Tipps:

- Verwenden Sie mildere Gewürze und Kräuter wie Basilikum, Oregano und Petersilie. Führen Sie nach und nach stärkere Aromen wie Kurkuma und Ingwer ein.

- Beginnen Sie mit einfachen, vertrauten Gerichten und fügen Sie entzündungshemmende Zutaten subtil hinzu.

Beispiel:

- Wenn Ihre Kinder Spaghetti lieben, versuchen Sie, Vollkornspaghetti mit einer Tomatensauce zuzubereiten, die fein gehacktes Gemüse wie Karotten und Spinat enthält. Verwenden Sie milde Gewürze und fügen Sie einen Hauch Olivenöl für gesunde Fette hinzu.

2) Spaßige und ansprechende Präsentationen

Essen visuell ansprechend zu gestalten, kann die Bereitschaft eines Kindes erhöhen, neue Lebensmittel auszuprobieren. Verwenden Sie farbenfrohe Zutaten und kreative Präsentationen, um Mahlzeiten verlockender zu machen.

Tipps:

- Schneiden Sie Obst und Gemüse mit Ausstechformen in lustige Formen.

- Arrangieren Sie das Essen in bunten Mustern oder als Smiley-Gesichter auf dem Teller.

Beispiel:

- Stellen Sie einen Regenbogensalat mit roten Paprika, orangefarbenen Karotten, gelbem Mais, grünen Gurken und lila Kohl her. Lassen Sie die Kinder beim Arrangieren helfen, um es unterhaltsam und ansprechend zu gestalten.

3) Gesunde Alternativen einbauen

Ersetzen Sie weniger gesunde Zutaten durch entzündungshemmende Alternativen, ohne den Geschmack zu beeinträchtigen. Diese Alternativen können nahtlos in Ihre bestehenden Rezepte integriert werden.

Tipps:

- Tauschen Sie raffinierte Körner gegen Vollkornprodukte aus, z. B. braunen Reis anstelle von weißem Reis oder Vollkornnudeln anstelle von normalen Nudeln.

- Ersetzen Sie zuckerhaltige Snacks durch natürliche Alternativen wie frisches Obst oder selbstgemachte Leckereien.

- Anstelle von Pommes frites machen Sie Süßkartoffelpommes, die mit etwas Olivenöl gebacken und mit milden Gewürzen gewürzt sind. Sie sind schmackhaft und voller Nährstoffe.

4) Gemüse heimlich einbauen

Gemüse auf weniger auffällige Weise in Gerichte zu integrieren, kann helfen, dass Kinder sich an neue Aromen und Texturen gewöhnen, ohne überfordert zu werden.

Tipps:

- Pürieren Sie Gemüse und fügen Sie es zu Saucen, Suppen und Eintöpfen hinzu.

- Reiben oder hacken Sie Gemüse fein, um es in Burger, Fleischbällchen und Aufläufe zu mischen.

Beispiel:

- Fügen Sie pürierte Karotten oder Zucchini zu Tomatensauce für Pasta hinzu. Das Gemüse wird sich mit der Sauce vermischen und Nährstoffe hinzufügen, ohne den Geschmack erheblich zu verändern.

5) Mahlzeiten unterhaltsam und interaktiv gestalten

Die Einbeziehung von Kindern in die Zubereitung der Mahlzeiten kann ihr Interesse an gesunden Lebensmitteln steigern. Machen Sie die Essenszeit zu einem interaktiven Erlebnis.

Tipps:

- Binden Sie Kinder in einfache Kochaufgaben wie das Waschen von Gemüse, das Rühren von Zutaten und das Zusammenstellen von Gerichten ein.

- Erstellen Sie eine „Bau-dein-eigenes-Gericht"-Station, an der Kinder ihre Beläge oder Zutaten auswählen können.

Beispiel:

- Richten Sie eine Taco-Bar mit Vollkorn-Tortillas, magerem Putenhackfleisch oder Bohnen und einer Vielzahl von Belägen wie Salat, Tomaten, Avocado und Käse ein. Lassen Sie die Kinder ihre Tacos selbst zusammenstellen, was sowohl Spaß macht als auch nahrhaft ist.

6) Gesunde Fette verwenden

Gesunde Fette sind entscheidend für Wachstum und Entwicklung. Integrieren Sie Quellen gesunder Fette in die Mahlzeiten, um sowohl den Geschmack als auch die Nährstoffe zu verbessern.

Tipps:

- Verwenden Sie Avocados, Nüsse, Samen und Olivenöl in Rezepten.

- Vermeiden Sie Transfette und reduzieren Sie gesättigte Fette, indem Sie gesündere Alternativen wählen.

Beispiel:

- Machen Sie einen cremigen Avocado-Dip anstelle eines sahnebasierten Dips. Pürieren Sie Avocados mit etwas Zitronensaft, Knoblauch und einer Prise Salz für einen nahrhaften Snack oder eine Beilage.

7) Balance und Mäßigung

Stellen Sie sicher, dass die Mahlzeiten ausgewogen sind und eine Vielzahl von Nährstoffen bieten. Fördern Sie Mäßigung, insbesondere bei weniger gesunden Lebensmitteln, um eine ausgewogene Ernährung zu unterstützen.

Tipps:

- Bieten Sie eine Balance aus Proteinen, Kohlenhydraten und Fetten in jeder Mahlzeit an.

- Bringen Sie den Kindern die Bedeutung von Portionsgrößen und die Wichtigkeit des Maßhaltens bei.

Beispiel:

- Servieren Sie ein ausgewogenes Frühstück mit einer kleinen Portion Vollkorntoast, einem gekochten Ei, einer Handvoll Beeren und ein paar Scheiben Avocado. Dies bietet Protein, gesunde Fette, Ballaststoffe und essentielle Vitamine.

Die Anpassung von Rezepten für Kinder und Familien stellt sicher, dass jeder von den Vorteilen einer entzündungshemmenden Ernährung profitieren kann. Durch die Verwendung milder Aromen, unterhaltsamer Präsentationen, gesunder Alternativen, das heimliche Einbauen von Gemüse, die Gestaltung interaktiver Mahlzeiten, die Integration gesunder Fette sowie die Förderung von Balance und Mäßigung können Sie nahrhafte Mahlzeiten für alle Altersgruppen ansprechend gestalten. Diese Strategien unterstützen nicht nur die Gesundheit Ihrer Familie, sondern schaffen auch positive und angenehme Esserlebnisse.

Gesunde Essgewohnheiten zu Hause fördern

Die Schaffung eines häuslichen Umfelds, das gesunde Essgewohnheiten fördert, ist entscheidend, um lebenslange Ernährungspraktiken in Ihrer Familie zu verankern. Gesunde Essgewohnheiten zu fördern, beinhaltet mehr als nur die Zubereitung nahrhafter Mahlzeiten; es umfasst auch, Ihren Kindern den Wert von Lebensmitteln zu vermitteln, die

Mahlzeiten angenehm zu gestalten und ein positives Vorbild zu sein. Indem Sie diese Gewohnheiten in Ihren Alltag integrieren, können Sie die entzündungshemmende Ernährung zu einem natürlichen Teil des Lebensstils Ihrer Familie machen.

Vorleben gesunder Ernährung ist wichtig, da Kinder oft das Verhalten ihrer Eltern nachahmen. Zeigen Sie, wie angenehm es sein kann, eine Vielzahl gesunder Lebensmittel zu essen, indem Sie farbenfrohe Optionen in Mahlzeiten und Snacks einbeziehen, erklären, warum Sie diese Lebensmittel mögen und wie sie Ihnen gut tun. Binden Sie die Kinder in die Planung und Zubereitung der Mahlzeiten ein, um ihr Interesse an dem, was sie essen, zu steigern und Bildungsgelegenheiten über Ernährung zu schaffen, indem Sie ihnen erlauben, im Supermarkt oder auf dem Bauernmarkt Obst und Gemüse auszuwählen und ihnen altersgerechte Aufgaben zu Hause geben.

Etablieren Sie regelmäßige Essens- und Snackzeiten, um den Kindern zu helfen, zu verstehen, wann sie mit Mahlzeiten rechnen können. Dies reduziert ungesunde Snacks und entwickelt Hunger- und Sättigungsgefühle, indem Sie einen täglichen Plan mit ausgewogenen Mahlzeiten und Snacks erstellen. Schaffen Sie eine positive Essensatmosphäre, indem Sie Ablenkungen wie den Fernseher vermeiden, sich auf die familiäre Verbindung konzentrieren und Gespräche fördern, um den Kindern zu helfen, eine positive Beziehung zu Lebensmitteln zu entwickeln.

Bildung über Ernährung ist wichtig, indem Sie den Kindern die Vorteile verschiedener Lebensmittel und deren Beitrag zu ihrer Gesundheit vermitteln. Verwenden Sie einfache, nachvollziehbare Erklärungen und visuelle Hilfsmittel wie farbenfrohe Diagramme oder Bücher. Fördern Sie eine angemessene Flüssigkeitszufuhr, indem Sie es zu einer spaßigen und ansprechenden Gewohnheit machen. Geben Sie jedem Familienmitglied eine lustige, wiederverwendbare Wasserflasche, fügen Sie natürliche Aromen wie Zitrone, Gurke oder Minze hinzu und ermutigen Sie, Wasser zu den Mahlzeiten und Snacks zu trinken.

Tipps für die Gesundheit der Familie

1) Schaffen Sie eine positive Essensatmosphäre

- ***Tipp:*** Gestalten Sie die Essenszeiten als Gelegenheit für familiäre Verbundenheit und Entspannung. Schalten Sie den Fernseher aus und legen Sie elektronische Geräte beiseite, um sich aufeinander zu konzentrieren.

- ***Beispiel:*** Fördern Sie Gespräche, indem Sie Ihre Kinder nach ihrem Tag fragen oder interessante Geschichten über das Essen erzählen, das Sie genießen. Dies hilft, eine positive Beziehung zu Lebensmitteln aufzubauen.

2) Bildung über Ernährung

- ***Tipp:*** Lehren Sie die Kinder die Vorteile verschiedener Lebensmittel und deren Beitrag zu ihrer Gesundheit. Verwenden Sie einfache, nachvollziehbare Erklärungen, um Ernährungskonzepte zugänglich zu machen.

- ***Beispiel:*** Erklären Sie, wie Karotten die Sehkraft verbessern können, Spinat die Muskeln stärkt und Vollkornprodukte Energie für Spiel und Lernen liefern. Nutzen Sie visuelle Hilfsmittel wie farbenfrohe Diagramme oder Bücher, um das Lernen über Ernährung unterhaltsam zu gestalten.

3) Binden Sie Kinder in die Planung und Zubereitung von
   Mahlzeiten ein

   * *Tipp:* Beziehen Sie Ihre Kinder in die Auswahl und
     Zubereitung von Mahlzeiten ein. Dies steigert ihr
     Interesse an dem, was sie essen, und bietet
     Bildungsgelegenheiten über Ernährung.

   * *Beispiel:* Lassen Sie Ihre Kinder im Supermarkt oder auf
     dem Bauernmarkt Obst und Gemüse auswählen. Geben
     Sie ihnen zu Hause altersgerechte Aufgaben wie das
     Waschen von Gemüse, das Rühren von Zutaten oder
     das Decken des Tisches.

4) Etablieren Sie regelmäßige Essens- und Snackzeiten

   * *Tipp:* Konsistenz hilft den Kindern zu verstehen, wann
     sie mit Mahlzeiten und Snacks rechnen können, was die
     Wahrscheinlichkeit ungesunder Snacks im Laufe des
     Tages verringert.

   * *Beispiel:* Erstellen Sie einen täglichen Plan, der drei
     Hauptmahlzeiten und zwei gesunde Snacks zu
     ungefähr denselben Zeiten umfasst. Stellen Sie sicher,

dass die Mahlzeiten ausgewogen sind und eine Vielzahl von Lebensmittelgruppen enthalten.

5) Fördern Sie eine angemessene Flüssigkeitszufuhr

- *Tipp:* Betonen Sie die Bedeutung der Wasseraufnahme über den Tag, indem Sie die Hydration zu einer spaßigen und ansprechenden Gewohnheit machen.

- *Beispiel:* Geben Sie jedem Familienmitglied eine lustige, wiederverwendbare Wasserflasche. Fügen Sie natürliche Aromen wie Zitrone, Gurke oder Minze hinzu, um es ansprechender zu gestalten. Ermutigen Sie, Wasser zu den Mahlzeiten und Snacks zu trinken, und erinnern Sie die Kinder daran, ihre Wasserflaschen zur Schule und zu Aktivitäten mitzunehmen.

6) Vorleben gesunder Ernährung

- *Tipp:* Zeigen Sie, wie angenehm es sein kann, eine Vielzahl gesunder Lebensmittel zu essen. Kinder ahmen oft das Verhalten ihrer Eltern nach.

- *Beispiel:* Zeigen Sie Ihre Begeisterung für den Verzehr von Früchten und Gemüse, indem Sie eine Vielzahl von bunten Optionen in Ihre Mahlzeiten und Snacks einbeziehen. Erklären Sie Ihren Kindern, warum Sie diese Lebensmittel mögen und wie sie Ihnen gut tun.

7) Machen Sie gesunde Lebensmittel spaßig und ansprechend

- *Tipp:* Präsentieren Sie gesunde Lebensmittel auf eine spaßige und ansprechende Weise, um Kinder zu ermutigen, sie auszuprobieren.

- *Beispiel:* Verwenden Sie Ausstechformen, um lustige Formen aus Obst und Gemüse zu kreieren. Arrangieren Sie das Essen in bunten Mustern oder als Smiley-Gesichter auf dem Teller.

8) Ermutigen Sie zur Geschmacksentdeckung

- *Tipp:* Ermutigen Sie die Kinder, neue Lebensmittel auszuprobieren, indem Sie es zu einem Spiel oder einer Herausforderung machen.

- *Beispiel:* Führen Sie ein „neues Lebensmittel der Woche" ein, das jeder in der Familie probiert. Belohnen

Sie Ihr Kind für seine Abenteuerlust mit einer nicht
essbaren Belohnung oder zusätzlicher Spielzeit.

9) Loben Sie gesunde Entscheidungen

- *Tipp:* Positive Verstärkung kann Kinder motivieren,
  gesunde Lebensmittelentscheidungen zu treffen.

- *Beispiel:* Loben Sie Ihr Kind, wenn es einen gesunden
  Snack wählt oder ein neues Gemüse ausprobiert.
  Verwenden Sie Sätze wie: *„Toll, dass du diese Karotten
  gewählt hast, sie sind so gut für deine Augen!"*

10) Begrenzen Sie ungesunde Snacks

- *Tipp:* Halten Sie ungesunde Snacks aus dem Haus oder
  begrenzen Sie deren Verfügbarkeit.

- *Beispiel:* Füllen Sie Ihre Vorratskammer mit gesunden
  Snacks wie frischem Obst, Nüssen und
  Vollkorncrackern. Wenn Ihr Kind nach einem Snack
  fragt, bieten Sie zuerst diese gesünderen Optionen an.

Durch die Umsetzung dieser Tipps können Sie ein
unterstützendes Umfeld zu Hause schaffen, das gesunde
Essgewohnheiten fördert. Diese Strategien helfen nicht nur

dabei, einer entzündungshemmenden Ernährung zu folgen, sondern fördern auch eine positive Beziehung zu Lebensmitteln und tragen zur langfristigen Gesundheit und zum Wohlbefinden Ihrer gesamten Familie bei.

Tipps zur Einbeziehung von Kindern in die Mahlzeitenvorbereitung

Die Einbeziehung von Kindern in das Kochen kann eine unterhaltsame und lehrreiche Erfahrung sein, die gesunde Essgewohnheiten fördert. Wenn Kinder an der Zubereitung von Mahlzeiten teilnehmen, zeigen sie ein größeres Interesse an den Lebensmitteln, die sie essen, erlernen wertvolle Lebenskompetenzen und entwickeln eine positive Beziehung zu Essen. Hier sind einige detaillierte Tipps, um den Prozess für die ganze Familie angenehm und bedeutungsvoll zu gestalten.

Altersgerechte Aufgaben

Weisen Sie Aufgaben basierend auf dem Alter und den Fähigkeiten Ihres Kindes zu. Dies gewährleistet nicht nur ihre Sicherheit, sondern lässt sie auch kompetent und einbezogen fühlen.

Tipps:

- Kleinkinder: Lassen Sie sie Obst und Gemüse waschen, Zutaten umrühren oder Kräuter streuen.

- Vorschulkinder: Erlauben Sie ihnen, beim Mischen, Zerdrücken und Decken des Tisches zu helfen.

- Schulkinder: Bringen Sie ihnen bei, Zutaten abzumessen, einen Schäler zu benutzen oder Lebensmittel auf Tellern anzuordnen.

- Teenager: Beziehen Sie sie in komplexere Aufgaben ein, wie das Schneiden von Gemüse, das Kochen auf dem Herd oder die Planung ganzer Mahlzeiten.

Beispiel:

- Lassen Sie Ihr Kleinkind den Spinat waschen und Ihr Schulkind die Zutaten für einen Salat abmessen und mischen. So ist jeder einbezogen und erlernt unterschiedliche Fähigkeiten.

Machen Sie es Spaßig

Verwandeln Sie das Kochen in eine aufregende Aktivität, um Kinder zu motivieren und zu beschäftigen. Eine unterhaltsame Umgebung in der Küche ermutigt Kinder, freiwillig teilzunehmen.

Tipps:

- Kochspiele: Machen Sie die Zubereitung der Mahlzeiten zu einem Spiel. Fordern Sie Ihre Kinder beispielsweise heraus, den buntesten Salat zu kreieren oder verschiedene Gewürze am Geruch zu erkennen.

- Kreative Präsentationen: Lassen Sie Kinder Ausstechformen verwenden, um Sandwiches, Obst oder Gemüse zu formen. Ermutigen Sie sie, das Essen kreativ auf ihren Tellern anzuordnen.

- Geschichten erzählen: Teilen Sie interessante Fakten oder Geschichten über die verwendeten Zutaten. Dies kann sowohl lehrreich als auch unterhaltsam sein.

Beispiel:

- Fordern Sie Ihre Kinder zu einem *„Regenbogen-Teller"*-Wettbewerb heraus, bei dem sie versuchen, so viele verschiedene Gemüsesorten wie möglich in ihre Mahlzeit einzufügen. Dies kann die Zubereitung der Mahlzeiten zu einer unterhaltsamen und lehrreichen Erfahrung machen.

Gemeinsam lehren und lernen

Nutzen Sie die Zubereitung von Mahlzeiten als Gelegenheit, Ihren Kindern etwas über Ernährung und Kochfähigkeiten beizubringen. Dieser pädagogische Ansatz kann ihnen helfen, die Bedeutung gesunder Ernährung und die Zubereitung nahrhafter Mahlzeiten zu verstehen.

Tipps:

- Erklären Sie die Vorteile: Diskutieren Sie die gesundheitlichen Vorteile der verwendeten Zutaten. Erklären Sie, wie jedes Lebensmittel zu ihrer allgemeinen Gesundheit und Energie beiträgt.

- Techniken demonstrieren: Zeigen Sie Ihren Kindern, wie sie Küchengeräte und -techniken sicher verwenden. Dieses praktische Lernen hilft ihnen, Selbstvertrauen und Fähigkeiten zu gewinnen.

- Fragen ermutigen: Lassen Sie Ihre Kinder Fragen stellen und neugierig auf den Kochprozess sein. Dies kann zu einem tieferen Verständnis und Interesse führen.

Beispiel:

- Erklären Sie Ihren Kindern, warum Sie Olivenöl anstelle von Butter zum Kochen verwenden und wie es ein gesünderes Fett ist. Zeigen Sie ihnen, wie man Gemüse sicher schneidet, und lassen Sie sie unter Aufsicht üben.

Beteiligen Sie sie an der Planung

Beziehen Sie Kinder in den Planungsprozess der Mahlzeiten ein. Dies lässt sie nicht nur wichtig fühlen, sondern hilft ihnen auch, etwas über ausgewogene Mahlzeiten und Ernährungsplanung zu lernen.

Tipps:

- Einkaufsbummel: Nehmen Sie Ihre Kinder mit zum Einkaufen und lassen Sie sie gesunde Zutaten auswählen. Dies gibt ihnen ein Gefühl der Eigenverantwortung für die Mahlzeiten.

- Essensplanung: Lassen Sie sie beim Planen des wöchentlichen Menüs helfen. Lassen Sie sie ein Rezept aus einem Kochbuch auswählen oder ihr Lieblingsgericht vorschlagen.

- Themenabende: Gestalten Sie Themenabende, wie „Taco-Dienstag“, Sonntagsbraten oder „Italienischer Abend“, bei denen die Kinder bei der Planung und Zubereitung der Mahlzeiten helfen können.

Beispiel:

- Nehmen Sie Ihre Kinder mit in den Supermarkt und lassen Sie sie Obst und Gemüse für die Woche auswählen. Lassen Sie sie ein neues Rezept aus einem Kochbuch aussuchen und helfen Sie Ihnen bei der Zubereitung.

Experimentieren fördern

Ermutigen Sie Ihre Kinder, mit verschiedenen Zutaten und Rezepten zu experimentieren. Dies kann Kreativität und eine Liebe zum Kochen fördern.

Tipps:

- Geschmackstests: Führen Sie Geschmackstests mit verschiedenen Kräutern, Gewürzen und Zutaten durch, damit die Kinder ihre Vorlieben entdecken können.

- Rezeptvariationen: Lassen Sie Kinder Variationen von Rezepten vorschlagen. Lassen Sie sie eine neue Zutat hinzufügen oder ein Gericht abändern, um es zu ihrem eigenen zu machen.

- Küchengarten: Wenn möglich, bauen Sie einen kleinen Küchengarten mit Kräutern oder Gemüse an. Dies kann eine lohnende Möglichkeit sein, den Kindern zu zeigen, wo ihr Essen herkommt, und sie in den gesamten Prozess vom Garten bis zum Tisch einzubeziehen.

Beispiel:

- Richten Sie einen Geschmackstest mit verschiedenen Kräutern wie Basilikum, Petersilie und Koriander ein. Lassen Sie Ihre Kinder entscheiden, welche ihnen am besten gefallen, und fügen Sie diese einer Rezeptur hinzu.

Die Einbeziehung von Kindern in die Zubereitung von Mahlzeiten kann ihr Interesse an gesunder Ernährung erheblich steigern und wertvolle Kochfähigkeiten entwickeln. Indem Sie altersgerechte Aufgaben zuweisen, den Prozess unterhaltsam gestalten, gemeinsam lehren und lernen, sie in die Planung einbeziehen und Experimentieren fördern, können Sie eine positive und lehrreiche Kochumgebung zu Hause schaffen.

Während wir zum nächsten Kapitel übergehen, werden wir uns mit realen Erfolgsgeschichten von Personen befassen, die von der entzündungshemmenden Ernährung profitiert haben. Diese inspirierenden Erfahrungsberichte und persönlichen Geschichten werden praktische Einblicke geben, wie diese Ernährung Gesundheit und Wohlbefinden transformieren kann. Bleiben Sie dran, um sich von den

Geschichten derjenigen motivieren zu lassen, die den entzündungshemmenden Lebensstil angenommen und dessen tiefgreifende Vorteile erfahren haben.

Kapitel Vierzehn
Erfolgsgeschichten aus dem echten Leben

Während wir von der Bedeutung, Kinder in die Zubereitung von Mahlzeiten einzubeziehen, die in Kapitel Dreizehn besprochen wurde, übergehen, wollen wir in die inspirierende Welt der echten Erfolgsgeschichten eintauchen. Diese Geschichten handeln nicht nur von einer Diät; sie erzählen von transformierenden Reisen, Widerstandsfähigkeit und der unglaublichen Wirkung gesünderer Entscheidungen. Echte Menschen, genau wie Sie, haben die entzündungshemmende Ernährung angenommen und tiefgreifende Veränderungen in ihrer Gesundheit und ihrem Wohlbefinden erlebt. Ihre Geschichten dienen als kraftvolle Zeugnisse für die Vorteile dieses Lebensstils und bieten praktische Einblicke sowie Motivation.

Die in diesem Kapitel vorgestellten Personen und Familien haben diese bemerkenswerten Vorteile erfahren, und ihre

Reisen können die Ermutigung bieten, die Sie benötigen, um Ihre Gesundheitsziele zu verfolgen. Indem wir ihre Erfolge teilen, hoffen wir, zu verdeutlichen, dass positive Veränderungen möglich sind und dass die entzündungshemmende Ernährung ein Katalysator für ein gesünderes, glücklicheres Leben sein kann.

Diese Geschichten sind mehr als nur Anekdoten; sie sind echte Beispiele dafür, wie die Annahme einer entzündungshemmenden Ernährung zu signifikanten, nachhaltigen Verbesserungen der Gesundheit führen kann. Während Sie durch ihre Erfahrungen lesen, werden Sie praktische Tipps, herzliche Einblicke und die Inspiration finden, um Ihre Reise zu besserer Gesundheit fortzusetzen oder zu beginnen. Lassen Sie uns diese bemerkenswerten Transformationen erkunden und sehen, wie die entzündungshemmende Ernährung Leben verändern kann.

Fallstudien von Personen, die von der Ernährung profitiert haben

Emilys Weg zu weniger Schmerzen und mehr Energie

Emily, eine 45-jährige Mutter von zwei Kindern, hatte mehrere Jahre lang mit chronischen Gelenkschmerzen und Müdigkeit zu kämpfen. Trotz zahlreicher Konsultationen mit Gesundheitsfachleuten und einer Vielzahl von Medikamenten zeigte ihr Zustand nur minimale Verbesserungen. Frustriert und auf der Suche nach einer Alternative beschloss Emily, diätetische Veränderungen zu erkunden. Sie entdeckte die entzündungshemmende Diät und entschied sich, es auszuprobieren.

Persönliche Erfahrung:

- Anfängliche Herausforderungen: Emily fand es zunächst herausfordernd, verarbeitete Lebensmittel und Zucker aus ihrer Ernährung zu streichen. Der Übergang war schrittweise, beginnend mit kleinen Änderungen wie dem Ersetzen von süßen Snacks durch Obst und dem Einbeziehen von mehr Gemüse in ihre Mahlzeiten.

- Positive Veränderungen: Nach wenigen Wochen bemerkte Emily eine signifikante Reduzierung ihrer Gelenkschmerzen und einen Anstieg ihres Energieniveaus. Sie konnte aktiver an

Familienaktivitäten teilnehmen und verspürte weniger Unbehagen bei alltäglichen Aufgaben.

- Nachhaltige Vorteile: Emily hielt weiterhin an der entzündungshemmenden Diät fest und genoss eine Vielzahl von Rezepten aus ihren Lieblingskochbüchern. Ihre allgemeine Gesundheit und ihr Wohlbefinden verbesserten sich, und sie fühlte sich vitaler und energiegeladener als seit Jahren.

Marks Gewichtsverlust und verbesserte psychische Gesundheit

Mark, ein 35-jähriger Software-Ingenieur, hatte mit Gewichtszunahme und Stress aufgrund seines sitzenden Lebensstils und seines anspruchsvollen Jobs zu kämpfen. Auf der Suche nach einer nachhaltigen Lösung beschloss er, die entzündungshemmende Diät auszuprobieren, inspiriert von einem umfassenden Leitfaden, den er online fand.

Persönliche Erfahrung:

- Diätetischer Übergang: Mark begann damit, ungesunde Snacks durch Nüsse, Obst und Gemüse zu ersetzen. Er fügte auch mageres Eiweiß und Vollkornprodukte zu seinen Mahlzeiten hinzu und reduzierte allmählich seinen Konsum von verarbeiteten Lebensmitteln.

- Bemerkenswerte Ergebnisse: Innerhalb von sechs Monaten verlor Mark 30 Pfund und berichtete von einem signifikant geringeren Stresslevel. Seine geistige Klarheit verbesserte sich, und er erlebte weniger Stimmungsschwankungen, die er seinen neuen Essgewohnheiten zuschrieb.

- Fortgesetzter Erfolg: Mark fand die Flexibilität und Vielfalt der entzündungshemmenden Diät entscheidend für die Beibehaltung seines neuen Lebensstils. Er erkundete neue Rezepte und experimentierte gerne mit verschiedenen Lebensmitteln, was ihm half, seine Gesundheitsziele zu erreichen.

Sarahs Triumph über chronische Krankheiten

Sarah, eine 50-jährige Krankenschwester, wurde mit rheumatoider Arthritis diagnostiziert und hatte mit starken Schmerzen und Mobilitätsproblemen zu kämpfen. Traditionelle Behandlungen boten nur begrenzte Linderung, was sie dazu veranlasste, diätetische Interventionen als ergänzenden Ansatz zu erkunden.

Persönliche Erfahrung:

- Übernahme der Diät: Sarah nahm die entzündungshemmende Diät an und konzentrierte sich auf Lebensmittel, die reich an Omega-3-Fettsäuren, Antioxidantien und Ballaststoffen sind. Sie integrierte mehr Fisch, Blattgemüse, Beeren und Vollkornprodukte in ihre Mahlzeiten.

- Gesundheitstransformation: Innerhalb von drei Monaten erlebte Sarah eine signifikante Abnahme von Entzündungen und Schmerzen. Ihre Mobilität verbesserte sich, sodass sie wieder arbeiten und an körperlichen Aktivitäten teilnehmen konnte, die sie einst genoss.

- Langfristige Vorteile: Sarah gedeiht weiterhin auf der Diät und ist zu einer Verfechterin ihrer Vorteile geworden. Sie experimentiert gerne mit neuen Rezepten und teilt ihre Erfahrungen mit ihren Patienten und

Freunden, wobei sie die Diät als nachhaltigen Weg zur Bewältigung chronischer Erkrankungen fördert.

Die ganzheitliche Gesundheitsverbesserung der Familie Johnson

Die Familie Johnson, bestehend aus den Eltern David und Lisa und ihren drei Kindern, beschloss, gemeinsam die entzündungshemmende Diät zu übernehmen, nachdem sie von den zahlreichen gesundheitlichen Vorteilen erfahren hatten. Ihr Ziel war es, die allgemeine Gesundheit der Familie zu verbessern und gesunde Essgewohnheiten bei ihren Kindern zu fördern.

Persönliche Erfahrung:

- Familienbeteiligung: Die Johnsons machten den Übergang zur entzündungshemmenden Diät zu einem Familienprojekt. Sie bezogen ihre Kinder in die Mahlzeitenplanung und -zubereitung ein, was den Prozess unterhaltsam und lehrreich machte.

- Gemeinsame Vorteile: Die gesamte Familie bemerkte Verbesserungen bei den Energieniveaus, der Verdauung und der Immunfunktion. Die Kinder wurden offener, neue Lebensmittel auszuprobieren, und entwickelten eine größere Wertschätzung für gesundes Essen.

- Nachhaltiger Lebensstil: Die Johnsons folgen weiterhin der entzündungshemmenden Diät und genießen eine Vielzahl von familienfreundlichen Rezepten, die ihre Gesundheit und ihr Wohlbefinden unterstützen. Sie finden Freude am gemeinsamen Kochen und Entdecken neuer Lebensmittel, was ihre Familienbande gestärkt hat.

Diese Fallstudien heben die transformative Kraft der entzündungshemmenden Diät hervor. Von der Reduzierung chronischer Schmerzen und Gewichtsverlust bis hin zur Verbesserung der psychischen Gesundheit und des allgemeinen Wohlbefindens der Familie haben diese Personen und Familien tiefgreifende Vorteile erfahren, indem sie diesen Lebensstil angenommen haben. Ihre Reisen dienen sowohl als Inspiration als auch als Beweis für die Wirksamkeit der Diät.

Testimonials und persönliche Erfahrungen

Emilys Testimonial:

„Zunächst war ich skeptisch, aber ich war verzweifelt auf der Suche nach Linderung. Die entzündungshemmende Ernährung schien eine gewaltige Veränderung zu sein, aber ich ging es Schritt für Schritt an. Nach und nach schloss ich verarbeitete Lebensmittel und Zucker aus und ersetzte sie durch frisches Obst, Gemüse und gesunde Fette. Innerhalb weniger Wochen spürte ich einen merklichen Unterschied. Meine Schmerzen nahmen erheblich ab, und ich hatte mehr Energie als in den letzten Jahren. Jetzt experimentiere ich gerne mit Rezepten aus verschiedenen Kochbüchern, und meine ganze Familie hat begonnen, die Vorteile zu bemerken. Es geht nicht nur darum, Schmerzen zu lindern; es geht darum, ein neues Lebensgefühl zu gewinnen."

Marks Testimonial:

„Der Wechsel zur entzündungshemmenden Ernährung war für mich ein Wendepunkt. Ich begann mit einfachen

Veränderungen – Snacks aus Nüssen und Früchten anstelle von Junkfood und die Integration von magerem Eiweiß und Vollkornprodukten in meine Mahlzeiten. In sechs Monaten verlor ich 30 Pfund. Doch mehr als der Gewichtsverlust verbesserte sich meine psychische Gesundheit drastisch. Ich fühlte mich weniger gestresst und konzentrierter, und meine Stimmungsschwankungen nahmen ab. Die Vielfalt und Flexibilität dieser Ernährung, die ich aus einem umfassenden Leitfaden gelernt habe, machten es mir leicht, dabei zu bleiben. Ich habe mich noch nie besser gefühlt."

Sarahs Testimonial:

„Die Annahme der entzündungshemmenden Ernährung war die beste Entscheidung, die ich je getroffen habe. Zunächst konzentrierte ich mich darauf, omega-3-reiche Lebensmittel, Antioxidantien und Ballaststoffe in meine Mahlzeiten einzubauen. Innerhalb von drei Monaten erlebte ich einen dramatischen Rückgang von Entzündungen und Schmerzen. Meine Mobilität verbesserte sich, sodass ich wieder arbeiten und Aktivitäten genießen konnte, auf die ich verzichtet hatte. Diese Diät hat nicht nur meine Gesundheit transformiert, sondern auch meine Einstellung zum Leben. Ich setze mich jetzt dafür ein, sie meinen Patienten und Freunden näherzubringen, indem ich Rezepte und Tipps teile, um anderen zu helfen, Linderung und Freude durch Essen zu finden."

Das Testimonial der Familie Johnson:

„Unsere Familie beschloss, eine gemeinsame Veränderung vorzunehmen, nachdem wir von den Vorteilen der entzündungshemmenden Ernährung erfahren hatten. Wir bezogen unsere Kinder in die Planung und Zubereitung der Mahlzeiten ein, was es zu einer unterhaltsamen und lehrreichen Erfahrung machte. Die Veränderungen waren unglaublich. Wir alle bemerkten Verbesserungen bei unseren Energielevels, der Verdauung und der Immunfunktion. Unsere Kinder wurden offener für neue Lebensmittel und entwickelten eine größere Wertschätzung für gesundes Essen. Diese Diät hat uns als Familie näher zusammengebracht, und wir genießen es, gemeinsam neue Rezepte und Lebensmittel zu entdecken. Es war eine ganzheitliche Verbesserung für uns alle."

Diese Testimonials heben die transformierenden Reisen von Einzelpersonen und Familien hervor, die die entzündungshemmende Ernährung angenommen haben. Von erheblicher Schmerzlinderung und Gewichtsverlust bis hin zu verbesserter psychischer Gesundheit und familiären Bindungen zeigen ihre Geschichten die tiefgreifenden Auswirkungen dieses Lebensstils. Diese Erfolgsgeschichten aus dem echten Leben dienen als kraftvolle Beweise für die Wirksamkeit der Diät und bieten praktische Einblicke und Motivation für andere, ihren Fußstapfen zu folgen.

Lektionen aus jeder Geschichte

Die kraftvollen Erfahrungsberichte von Emily, Mark, Sarah und der Familie Johnson bieten wertvolle Einblicke in die Vorteile und praktischen Aspekte der entzündungshemmenden Ernährung. Durch die Analyse ihrer Reisen können wir wichtige Lektionen und Erkenntnisse gewinnen, die hervorheben, wie diese Diät die Gesundheit und das Wohlbefinden transformieren kann.

Emilys Geschichte: Ein neuer Lebensabschnitt

Gelernt: Allmähliche Veränderungen führen zu nachhaltigen Ergebnissen.

Emilys Reise lehrt uns die Bedeutung von schrittweisen Veränderungen. Indem sie nach und nach verarbeitete Lebensmittel eliminierte und mehr Obst, Gemüse und gesunde Fette in ihre Ernährung integrierte, konnte sie ihre neuen Essgewohnheiten aufrechterhalten und langfristige Vorteile erfahren. Dieser Ansatz verhindert das überwältigende Gefühl, das oft mit drastischen Ernährungsumstellungen einhergeht.

Wichtige Erkenntnis: Beginnen Sie klein und bleiben Sie konsequent. Allmähliche Veränderungen führen eher zu nachhaltigen Gewohnheiten und dauerhaften Gesundheitsverbesserungen.

Marks Transformation: Von Übergewicht zu Freude

Gelernt: Die Kraft von Flexibilität und Vielfalt.

Marks Erfolg hebt die Bedeutung von Flexibilität und Vielfalt bei der Einhaltung einer Diät hervor. Durch das Ausprobieren neuer Rezepte und das Experimentieren mit verschiedenen Lebensmitteln konnte er engagiert und entschlossen an seinen Gesundheitszielen festhalten. Seine Reise verdeutlicht, dass die entzündungshemmende Ernährung sowohl angenehm als auch effektiv sein kann, wenn man mit einem offenen Geist herangeht.

Wichtige Erkenntnis: Umfassen Sie Vielfalt und Flexibilität in Ihrer Ernährung. Dies hält Ihre Mahlzeiten interessant und hilft, langfristig gesunde Essgewohnheiten beizubehalten.

Sarahs Sieg über rheumatoide Arthritis

Gelernt: Ernährungsumstellungen können medizinische Behandlungen ergänzen.

Sarahs Erfahrung zeigt, dass Ernährungsumstellungen eine entscheidende Rolle bei der Bewältigung chronischer Erkrankungen spielen können und traditionelle medizinische Behandlungen ergänzen. Durch den Fokus auf Lebensmittel, die reich an Omega-3-Fettsäuren, Antioxidantien und Ballaststoffen sind, konnte Sarah ihre Entzündungen und Schmerzen erheblich reduzieren und ihre Lebensqualität verbessern.

Wichtige Erkenntnis: Integrieren Sie entzündungshemmende Lebensmittel als ergänzenden Ansatz zu traditionellen

Behandlungen. Dies kann die allgemeine Gesundheit verbessern und helfen, chronische Erkrankungen effektiver zu managen.

Die Familie Johnson: Ein ganzheitlicher Ansatz zur Gesundheit

Gelernt: Familienengagement stärkt das Commitment.

Die Geschichte der Familie Johnson illustriert die Kraft gemeinsamer Anstrengungen und familiären Engagements. Indem sie ihre Kinder in die Mahlzeitenplanung und -zubereitung einbezogen, verbesserten sie nicht nur ihre eigene Gesundheit, sondern vermittelten auch gesunde Essgewohnheiten an ihre Kinder. Dieser ganzheitliche Ansatz förderte ein unterstützendes Umfeld, das den diätetischen Übergang für alle angenehm und nachhaltig machte.

Wichtige Erkenntnis: Beziehen Sie Ihre Familie in die diätetische Reise ein. Dies schafft ein unterstützendes Umfeld und hilft, lebenslange gesunde Gewohnheiten bei Kindern zu etablieren.

Die Analyse dieser realen Erfolgsgeschichten bietet wertvolle Lektionen, die anderen auf ihrer Reise mit der entzündungshemmenden Ernährung helfen können. Emilys schrittweiser Ansatz, Marks Offenheit für Vielfalt, Sarahs Nutzung von Ernährungsumstellungen als Ergänzung zu medizinischen Behandlungen und das kollektive Engagement der Familie Johnson heben verschiedene Aspekte hervor, die diese Diät effektiv und nachhaltig machen.

Diese wichtigen Erkenntnisse unterstreichen die Bedeutung von Konsistenz, Flexibilität, Familienengagement und einem ganzheitlichen Ansatz zur Gesundheit. Durch die Anwendung dieser Lektionen können die Leser ihre Reise zu besserer Gesundheit navigieren und informierte sowie praktische Ernährungsumstellungen vornehmen, die zu ihrem Lebensstil passen.

Während wir uns dem letzten Kapitel nähern, werden wir zusätzliche Ressourcen und nächste Schritte erkunden, um Ihnen zu helfen, Ihre Reise zu optimaler Gesundheit fortzusetzen. Dazu gehören vertrauenswürdige Websites, empfohlene Bücher und Materialien für weiterführende Lektüre, um sicherzustellen, dass Sie alle Werkzeuge und Unterstützung haben, die Sie benötigen, um Ihren entzündungshemmenden Lebensstil aufrechtzuerhalten.

Bleiben Sie dran für einen umfassenden Leitfaden, um Ihr
Verständnis und Ihr Engagement für diese vorteilhafte Diät
zu vertiefen.

Kapitel Fünfzehn

Zusätzliche Ressourcen und nächste Schritte

Aufbauend auf den wertvollen Lektionen aus den inspirierenden Erfolgsgeschichten in Kapitel Vierzehn ist es nun an der Zeit, nach vorne zu blicken und sich mit zusätzlichen Ressourcen sowie umsetzbaren nächsten Schritten auszustatten, um Ihre Reise zu besserer Gesundheit fortzusetzen. Dieses Kapitel bietet einen umfassenden Leitfaden, um Ihr Verständnis der entzündungshemmenden Ernährung weiter zu vertiefen und sicherzustellen, dass Sie über alle notwendigen Werkzeuge und Unterstützung verfügen, um Ihr Engagement für diesen Lebensstil aufrechtzuerhalten und zu vertiefen. Lassen Sie uns die erste Lektion in diesem Kapitel erkunden:

Überblick über vertrauenswürdige Websites und Organisationen

Während Sie Ihre Reise zu besserer Gesundheit durch die entzündungshemmende Ernährung fortsetzen, ist es entscheidend, Zugang zu zuverlässigen und angesehenen Informationsquellen zu haben. Dieser Abschnitt bietet einen Überblick über vertrauenswürdige Websites und Organisationen, die wertvolle Ressourcen, Forschungsergebnisse und praktische Ratschläge anbieten, die auf die Bedürfnisse der Menschen in Deutschland zugeschnitten sind. Diese Plattformen können Ihnen helfen, informierte Entscheidungen zu treffen und über die neuesten Entwicklungen in der entzündungshemmenden Ernährung und Lebensstiländerungen auf dem Laufenden zu bleiben.

Vertrauenswürdige Websites

1. Deutsche Gesellschaft für Ernährung (DGE): Die Deutsche Gesellschaft für Ernährung bietet umfassende Informationen zu ausgewogenen Ernährungsweisen und

Ernährungsrichtlinien. Ihre Ressourcen umfassen wissenschaftliche Artikel, Ernährungsempfehlungen und praktische Tipps zur Umsetzung gesunder Essgewohnheiten, einschließlich der entzündungshemmenden Ernährung.

2. Gesundheitsinformation.de: Diese Website, die vom Institut für Qualität und Wirtschaftlichkeit im Gesundheitswesen (IQWiG) betrieben wird, bietet evidenzbasierte Gesundheitsinformationen. Sie behandelt verschiedene Themen im Zusammenhang mit Entzündungen, Ernährung und Lebensstiländerungen, die Gesundheit und Wohlbefinden fördern.

3. Zentrum der Gesundheit: Dieses deutsche Gesundheitsportal konzentriert sich auf ganzheitliche Ansätze zur Gesundheit, einschließlich der Vorteile von natürlichen Lebensmitteln und entzündungshemmenden Diäten. Es bietet Artikel, Rezepte und Expertenrat zur Integration entzündungshemmender Lebensmittel in Ihren Alltag.

4. Ernährungsberatung.de: Diese Website bietet professionelle Ernährungsberatung, einschließlich

individueller Ernährungspläne und Anleitung zu
entzündungshemmenden Diäten. Sie verbindet Nutzer
mit zertifizierten Ernährungsberatern und Diätassistenten
in Deutschland, die maßgeschneiderte Unterstützung
anbieten können.

Internationale Ressourcen

- Mayo Clinic: Die Mayo Clinic ist bekannt für ihre
  zuverlässigen Gesundheitsinformationen. Ihr Abschnitt
  zur entzündungshemmenden Ernährung umfasst
  detaillierte Artikel, Ernährungspläne und Expertenrat,
  die an den deutschen Kontext angepasst werden
  können.

- Harvard Health: Harvard Health bietet umfassende
  Forschung und Artikel zu Entzündungen und
  Ernährung. Ihre Ressourcen basieren auf
  wissenschaftlichen Erkenntnissen und bieten eine
  globale Perspektive, die lokale deutsche Ressourcen
  ergänzen kann.

- Academy of Nutrition and Dietetics: Obwohl diese
  Organisation in den Vereinigten Staaten ansässig ist,

bietet sie wertvolle Einblicke in Ernährung und Gesundheit. Ihre Ressourcen umfassen praktische Tipps und Forschungsergebnisse, die die Prinzipien der entzündungshemmenden Ernährung unterstützen.

Empfohlene Ressourcen

1. Deutsche Gesellschaft für Rheumatologie (DGRh): Für Menschen mit entzündlichen Erkrankungen wie Arthritis bietet die Deutsche Gesellschaft für Rheumatologie spezialisierte Informationen zur Behandlung von Entzündungen durch Ernährung und Lebensstiländerungen. Ihre Ressourcen umfassen Patientenleitfäden und wissenschaftliche Publikationen.

2. Bundeszentrum für Ernährung (BZfE): Das Bundeszentrum für Ernährung in Deutschland bietet umfangreiche Ressourcen zu gesunder Ernährung. Sie stellen Bildungsmaterialien, Rezepte und Tipps zur Verfügung, um entzündungshemmende Lebensmittel in Ihre Ernährung zu integrieren.

3. Verbraucherzentrale: Die Verbraucherzentrale bietet praktische Ratschläge zu Lebensmittelentscheidungen, dem Lesen von Nährwertangaben und der Aufrechterhaltung einer gesunden Ernährung. Ihre Ressourcen helfen Verbrauchern, informierte Entscheidungen zu treffen, die mit der entzündungshemmenden Ernährung übereinstimmen.

4. Gesundheitsstadt Berlin: Diese Plattform konzentriert sich auf Gesundheitsinitiativen und Forschung in Berlin, bietet jedoch wertvolle Informationen, die für ein breiteres deutsches Publikum relevant sind. Sie behandelt Themen wie Ernährung, Wellness und Lebensstiländerungen, die die entzündungshemmende Gesundheit unterstützen.

Die Nutzung vertrauenswürdiger Websites und Organisationen ist entscheidend für einen informierten und effektiven Ansatz zur entzündungshemmenden Ernährung. Diese Ressourcen bieten eine Fülle von Informationen, die auf die Bedürfnisse von Menschen in Deutschland zugeschnitten sind, und liefern wissenschaftliche

Erkenntnisse, praktische Ratschläge und Unterstützung für Ihre Gesundheitsreise.

Empfohlene Bücher und Materialien für weiterführende Lektüre

Im Anschluss an unsere Übersicht über vertrauenswürdige Webseiten und Organisationen ist es ebenso wichtig, umfassende Literatur zu erkunden, die tiefgehendes Wissen und praktische Ratschläge zur entzündungshemmenden Ernährung bietet. Folgend sind empfohlene Bücher und Materialien aufgeführt, die besonders nützlich für Leser in Deutschland sind und detaillierte Einblicke, köstliche Rezepte sowie wissenschaftlich fundierte Strategien zur Reduzierung von Entzündungen durch Ernährungs- und Lebensstiländerungen bieten.

Empfohlene Bücher

I) *„Das Anti-Entzündungs-Kochbuch"* von Marion Grillparzer

Dieses deutsche Kochbuch bietet eine Vielzahl von entzündungshemmenden Rezepten, die einfach zuzubereiten und köstlich sind. Marion Grillparzer gibt praktische Tipps und Ernährungspläne, die darauf abzielen, Entzündungen zu reduzieren und die allgemeine Gesundheit zu fördern.

2) *„Anti-Entzündungs-Ernährung: Die besten Rezepte gegen chronische Entzündungen"* von Sven-David Müller

Sven-David Müller, ein renommierter Ernährungswissenschaftler, präsentiert effektive Rezepte und Ernährungsratschläge, die darauf abzielen, chronische Entzündungen zu bekämpfen. Dieses Buch ist eine großartige Ressource für alle, die die ernährungswissenschaftlichen Grundlagen zur Reduzierung von Entzündungen verstehen möchten.

3) *„Entzündungen natürlich heilen: Die besten Ernährungsstrategien gegen chronische Entzündungen"* von Anne Fleck

Dr. Anne Fleck, Spezialistin für innere Medizin und Ernährungstherapie, bietet umfassende Strategien zur

Bekämpfung chronischer Entzündungen durch Ernährung. Ihr Buch enthält praktische Ratschläge, wissenschaftliche Erklärungen und Ernährungspläne, die den Lesern helfen, einen entzündungshemmenden Lebensstil zu übernehmen.

4) *„Der Anti-Entzündungsplan: In 4 Wochen zur effektiven Schmerz- und Entzündungsreduktion"* von Frank Jester

Frank Jester skizziert einen vierwöchigen Plan zur Reduzierung von Entzündungen und Schmerzen. Dieses Buch ist ideal für diejenigen, die einen strukturierten Ansatz zur Umsetzung einer entzündungshemmenden Ernährung suchen, und enthält detaillierte Ernährungspläne und Rezepte.

Internationale Titel auf Deutsch verfügbar

1) *„Das entzündungshemmende Kochbuch"* von Amanda Haas und Dr. Bradly Jacobs

Dieses Buch kombiniert kulinarische Expertise mit medizinischen Einblicken und bietet den Lesern Rezepte, die speziell zur Reduzierung von Entzündungen entwickelt wurden.

2) „Der Anti-Entzündungs-Speiseplan für Anfänger" von Dorothy Calimeris

Dorothy Calimeris bietet einen einsteigerfreundlichen Leitfaden, der eine Einführung in die entzündungshemmende Ernährung, praktische Tipps und eine Vielzahl von leicht nachzuvollziehenden Rezepten enthält. Dieses Buch ist perfekt für Neulinge, die klare Anleitungen suchen.

Zusätzliche Lektürematerialien

1. *„Gesundheits- und Ernährungs-Ratgeber"* von **Stiftung Warentest:** Dieser Ratgeber, veröffentlicht von Stiftung Warentest, bietet zuverlässige Informationen zu Gesundheit und Ernährung, einschließlich Abschnitten, die sich mit entzündungshemmenden Diäten befassen. Er enthält praktische Tipps, Rezepte und wissenschaftliche Erklärungen.

2. *„Ernährungsmedizin"* von **Johannes Wechsler und Claus Leitzmann:** Dieses Lehrbuch bietet einen tiefen Einblick in die Ernährungsmedizin und behandelt verschiedene Aspekte der Ernährung und deren

Einfluss auf die Gesundheit. Es ist eine hervorragende Ressource für diejenigen, die ihr Verständnis der wissenschaftlichen Grundlagen entzündungshemmender Diäten vertiefen möchten.

3. *„Rheuma und Ernährung"* **vom Deutschen Rheuma-Forschungszentrum (DRFZ):** Diese Veröffentlichung des Deutschen Rheumatologie-Forschungszentrums untersucht den Zusammenhang zwischen Ernährung und rheumatischen Erkrankungen und bietet evidenzbasierte Ernährungsempfehlungen zur Reduzierung von Entzündungen und zur Verbesserung der Lebensqualität von Patienten mit rheumatischen Erkrankungen.

Ihr Wissen durch gut recherchierte Bücher und Materialien zu erweitern, ist ein entscheidender Schritt, um die entzündungshemmende Ernährung vollständig zu übernehmen. Die oben empfohlenen Titel, die auf das deutsche Publikum zugeschnitten sind, bieten umfassende Einblicke, praktische Ratschläge und köstliche Rezepte, um Ihren entzündungshemmenden Lebensstil aufrechtzuerhalten und zu verbessern.

Abschließende Gedanken zur Annahme der entzündungshemmenden Ernährung

Wenn wir diesen umfassenden Leitfaden zur entzündungshemmenden Ernährung abschließen, ist es wichtig, über die Reise nachzudenken und ihr Potenzial zur Transformation Ihrer Gesundheit und Ihres Wohlbefindens zu reflektieren. Diese Lebensstiländerung anzunehmen, bedeutet nicht nur, eine Reihe von Ernährungsregeln zu befolgen; es geht darum, einen ganzheitlichen Ansatz für die Gesundheit zu verfolgen, der natürliche Lebensmittel, ausgewogene Ernährung und positive Lebensstiländerungen priorisiert.

Ermutigung für die Leser

Der Einstieg in die entzündungshemmende Ernährung kann anfangs überwältigend erscheinen, aber denken Sie daran, dass jeder kleine Schritt, den Sie unternehmen, Sie näher zu einer besseren Gesundheit bringt. Die Erfolgsgeschichten und praktischen Tipps, die in diesem Buch geteilt werden, zeigen, dass bedeutende Verbesserungen mit konsequentem Einsatz und einer positiven Einstellung möglich sind.

1. **Klein anfangen und Geduld haben:** Beginnen Sie mit einfachen Veränderungen, wie zum Beispiel mehr Obst und Gemüse in Ihre Mahlzeiten zu integrieren oder verarbeitete Snacks durch gesündere Optionen zu ersetzen. Erweitern Sie schrittweise Ihr Repertoire an entzündungshemmenden Lebensmitteln und Rezepten und geben Sie sich Zeit, um sich an neue Gewohnheiten zu gewöhnen.

2. **Informiert und engagiert bleiben:** Bilden Sie sich weiterhin über die Vorteile der entzündungshemmenden Ernährung. Nutzen Sie die vertrauenswürdigen Ressourcen, Bücher und Online-Communities, die in diesem Buch erwähnt werden, um motiviert und informiert zu bleiben. Der Austausch mit anderen, die ähnliche Ziele verfolgen, kann Unterstützung und Inspiration bieten.

3. **Auf Ihren Körper hören:** Achten Sie darauf, wie Ihr Körper auf verschiedene Lebensmittel und Anpassungen in Ihrer Ernährung reagiert. Jeder Weg ist einzigartig, und es ist wichtig, herauszufinden, was für Sie am besten funktioniert. Halten Sie Ihren Fortschritt fest und feiern Sie die kleinen Erfolge auf dem Weg.

4. **Flexibel sein und den Prozess genießen:** Flexibilität ist der Schlüssel zu langfristigen Ernährungsänderungen. Erlauben Sie sich gelegentliche Genussmomente und seien Sie nicht zu hart zu sich selbst, wenn Sie von dem Plan abweichen. Das Ziel ist es, einen nachhaltigen und angenehmen Lebensstil zu schaffen, der Ihre Gesundheit unterstützt.

Fazit

Die Einführung einer entzündungshemmenden Ernährung ist ein kraftvoller Schritt in Richtung optimaler Gesundheit und Wohlbefinden. Indem Sie sich auf natürliche Lebensmittel, ausgewogene Ernährung und positive Lebensstiländerungen konzentrieren, können Sie Entzündungen reduzieren, Ihre Energielevels steigern und Ihre allgemeine Lebensqualität verbessern.

Dieses Buch hat Ihnen eine Fülle von Informationen bereitgestellt, von der Erklärung der Prinzipien der entzündungshemmenden Ernährung bis hin zur Erkundung praktischer Rezepte und dem Lernen aus realen Erfolgsgeschichten. Nun, ausgestattet mit diesem Wissen, sind Sie bereit, Ihre Reise zu besserer Gesundheit zu beginnen.

Denken Sie daran, dass die entzündungshemmende Ernährung nicht nur eine vorübergehende Veränderung ist; sie ist ein langfristiges Engagement für einen gesünderen Lebensstil. Nehmen Sie die Reise mit einem offenen Geist und einer positiven Einstellung an, und Sie werden die Vorteile Ihrer Bemühungen ernten. Bleiben Sie motiviert, bleiben Sie informiert und, am wichtigsten, bleiben Sie Ihrer Gesundheit verpflichtet.

Während Sie diesen Weg fortsetzen, denken Sie daran, dass jede kleine Veränderung zu einem größeren Bild von verbesserter Gesundheit und Vitalität beiträgt. Ihr Engagement für die entzündungshemmende Ernährung wird nicht nur Ihnen zugutekommen, sondern kann auch diejenigen um Sie herum inspirieren, gesündere Entscheidungen zu treffen.

Vielen Dank, dass Sie uns auf dieser Reise begleitet haben. Auf ein gesünderes, glücklicheres Ich, gestärkt durch die entzündungshemmende Ernährung.

Anhang A: Beispiel-Mahlzeitenpläne

Die Annahme einer entzündungshemmenden Ernährung kann durch strukturierte Essenspläne erleichtert werden, die Sie durch jede Woche führen. Dieser Anhang bietet wöchentliche Essensplanbeispiele für sowohl Anfänger als auch Experten, die darauf zugeschnitten sind, Ihnen zu helfen, entzündungshemmende Lebensmittel in Ihre tägliche Routine zu integrieren. Darüber hinaus werden anpassbare Vorlagen bereitgestellt, die es Ihnen ermöglichen, die Essenspläne an Ihre Vorlieben und Ernährungsbedürfnisse anzupassen.

Wöchentliche Essensplanbeispiele für Anfänger und Experten

Im Folgenden finden Sie Beispiel-Essenspläne, die sowohl für Anfänger als auch für erfahrenere Personen der entzündungshemmenden Ernährung geeignet sind. Diese Pläne betonen eine Vielzahl von natürlichen Lebensmitteln, ausgewogene Ernährung und einfache Zubereitung, was sie ideal für die Integration in Ihren geschäftigen Lebensstil macht.

Wöchentlicher Essensplan für Anfänger

Tag	Frühstück	Mittagessen	Abendessen	Snacks
Montag	Haferbrei mit frischen Beeren und Walnüssen	Quinoasalat mit gemischtem Gemüse	Gegrilltes Hähnchen mit gedämpftem Brokkoli	Apfelscheiben mit Mandelbutter
Dienstag	Spinat, Banane und Leinsamen	Linsensuppe mit Vollkornbrot	Gebackener Lachs mit Süßkartoffel	Griechischer Joghurt mit Honig und Nüssen
Mittwoch	Vollkorntoast mit Avocado und Ei	Hähnchen- und Avocado-Wrap	Gebratener Tofu mit braunem Reis	Karottensticks mit Hummus
Donnerstag	Chia-Pudding mit Mandelmilch und Obst	Gemischter Salat mit Kichererbsen	Truthahn-Chili mit Kidneybohnen	Eine Handvoll gemischte Nüsse

	Griechischer Joghurt mit Granola und Beeren	Vollkornnude ln mit Tomatensoße	Gebackener Kabeljau mit Quinoa und Spinat	Frischer Obstsalat
Freitag	Griechischer Joghurt mit Granola und Beeren	Vollkornnude ln mit Tomatensoße	Gebackener Kabeljau mit Quinoa und Spinat	Frischer Obstsalat
Samstag	Rühreier mit Spinat und Tomate	Gemüse-Minestrone-Suppe	Hähnchenpf anne mit Paprika	Zartbitter schokola de und Beeren
Sonntag	Smoothie-Bowl mit verschiedene n Toppings	Gegrilltes Gemüsesandw ich	Rindfleisch-Eintopf mit Wurzelgem üse	Selleriesti cks mit Erdnussb utter

Wöchentlicher Essensplan für Experten

Tag	Frühstück	Mittagessen	Abendesse n	Snacks
Montag	Übernachtu ngs-Haferflocke n mit Chiasamen und Beeren	Quinoa- und Schwarze-Bohnen-Salat	Mit Kräutern überkrustet er Lachs mit Spargel	Edamame

Dienstag	Grüner Smoothie mit Grünkohl, Gurke und Avocado	Gegrillter Hähnchen-Caesar-Salat	Würzige Garnelen mit Blumenkohlreis	Geröstete Kichererbsen
Mittwoch	Mandelmehl-Pfannkuchen mit Beeren	Buddha-Bowl mit Quinoa, Tofu und Gemüse	Rindfleisch-Stir-Fry mit Brokkoli	Paprikastreifen mit Guacamole
Donnerstag	Pochierte Eier auf Vollkorn-Toast	Gazpacho-Suppe mit Avocado-Toast	Zitronen-Knoblauch-Hähnchen mit geröstetem Gemüse	Apfelscheiben mit Käse
Freitag	Geräucherter Lachs auf Vollkorn-Bagel	Mediterraner Kicherbsensalat	In der Pfanne gebratenes Thunfischfilet mit sautiertem Grünkohl	Protein-Smoothie

Samstag	Spinat- und Pilzomelett	Gegrillte Gemüse- und sHummus-Wrap	Lammkoteletts mit Rosmarinkartoffeln	Studentenfutter
Sonntag	Acai-Bowl mit verschiedenen Toppings	Tomaten-Basilikum-Bruschetta	Langsam gegartes Rinderbrust mit Quinoa	Zartbitterschokolade und Mandeln

Anpassbare Vorlagen für Leser

Um Ihnen bei der Umsetzung der entzündungshemmenden Ernährung zu helfen, bieten wir bearbeitbare Essensplanvorlagen an. Diese Vorlagen ermöglichen es Ihnen, Ihre Essenspläne gemäß Ihren Vorlieben, diätetischen Einschränkungen und der Verfügbarkeit von Zutaten anzupassen.

Tag	Frühstück	Mittagessen	Abendessen	Snacks
Montag				
Dienstag				
Mittwoch				
Donnerstag				
Freitag				
Samstag				
Sonntag				

Diese Vorlagen können ausgedruckt oder digital gespeichert werden, um eine einfache Planung und Anpassung zu ermöglichen. Durch die Anpassung Ihrer Ernährungspläne können Sie sicherstellen, dass sie Ihren spezifischen Ernährungsbedürfnissen und -vorlieben entsprechen, was es einfacher macht, sich an die entzündungshemmende Ernährung zu halten.

Anhang B: Einkaufslisten

Um Ihnen bei der effektiven Planung und dem Einkauf für Ihre entzündungshemmende Ernährung zu helfen, bietet dieser Anhang umfassende Einkaufslisten, die nach Lebensmitteltypen kategorisiert sind. Darüber hinaus geben wir Tipps für den Einkauf mit einem Budget, damit Sie eine gesunde Ernährung aufrechterhalten können, ohne zu viel auszugeben. Diese Ressourcen sind auf den deutschen Markt zugeschnitten, sodass Sie die notwendigen Zutaten leicht finden können.

Umfassende Listen nach Lebensmitteltyp

Hier sind detaillierte Einkaufslisten, die nach Lebensmitteltyp organisiert sind und gängige entzündungshemmende Lebensmittel in Deutschland hervorheben. Diese Listen werden Ihr Einkaufserlebnis effizienter gestalten und sicherstellen, dass Sie alle notwendigen Zutaten zur Verfügung haben, um gesunde, entzündungshemmende Mahlzeiten zuzubereiten.

Obst und Gemüse

Kategorie	Artikel
Frisches Obst	Äpfel, Beeren (Blaubeeren, Erdbeeren, Himbeeren), Orangen, Bananen, Birnen, Trauben, Kiwis, Zitronen und Avocados
Frisches Gemüse	Spinat, Grünkohl, Brokkoli, Rosenkohl, Karotten, Paprika, Tomaten, Gurken, Zucchini und Süßkartoffeln
Kräuter und Gewürze	Spinat, Grünkohl, Brokkoli, Rosenkohl, Karotten, Paprika, Tomaten, Gurken, Zucchini und Süßkartoffeln

Vollkornprodukte und Hülsenfrüchte

Kategorie	Artikel
Vollkornprodukte	Quinoa, brauner Reis, Vollkornnudeln, Vollkornbrot, Hafer und Gerste
Hülsenfrüchte	Linsen, Kichererbsen, schwarze Bohnen, Kidneybohnen und grüne Erbsen

Proteine

Kategorie	Artikel
Magere Fleischsorten	Hähnchenbrust, Pute, mageres Rindfleisch und Schweinefilet
Fisch und Meeresfrüchte	Lachs, Forelle, Sardinen, Makrele und Garnelen
Pflanzliche Proteine	Tofu, Tempeh, Edamame und Seitan

Nüsse, Samen und gesunde Fette

Kategorie	Artikel
Nüsse und Samen	Mandeln, Walnüsse, Chiasamen, Leinsamen, Sonnenblumenkerne und Kürbiskerne
Gesunde Fette	Olivenöl, Avocadoöl, Kokosöl und Nussbutter

Milchprodukte und Alternativen

Kategorie	Artikel
Milchprodukte	Griechischer Joghurt, Hüttenkäse und Kefir
Milchalternativen	Mandelmilch, Hafermilch und Sojamilch

Verschiedenes

Kategorie	Artikel
Getränke	Grüner Tee, Kräutertees und gefiltertes Wasser
Gewürze und Saucen	Senf, Apfelessig, Balsamico-Essig und natriumarme Sojasauce

Tipps für das Einkaufen mit einem Budget

Eine entzündungshemmende Ernährung muss nicht teuer sein. Hier sind einige budgetfreundliche Einkaufstipps, die

Ihnen helfen, das Beste aus Ihrem Lebensmitteleinkaufsbudget zu machen, während Sie weiterhin gesunde, entzündungshemmende Lebensmittel priorisieren.

1) **Planen Sie Ihre Mahlzeiten**

- *Tipp:* Planen Sie vor dem Einkaufen Ihre Mahlzeiten für die Woche. Dies hilft Ihnen, Impulskäufe zu vermeiden und sicherzustellen, dass Sie nur das kaufen, was Sie benötigen.

- *Beispiel:* Nutzen Sie die anpassbaren Mahlzeitenplan-Vorlagen im Anhang A, um Ihre Mahlzeiten zu skizzieren und eine entsprechende Einkaufsliste zu erstellen.

2) **Kaufen Sie saisonale Produkte**

- *Tipp:* Kaufen Sie Obst und Gemüse, die gerade Saison haben. Diese sind oft frischer, nährstoffreicher und günstiger.

- *Beispiel:* Im Frühling konzentrieren Sie sich auf Spargel und Erdbeeren. Im Herbst wählen Sie Kürbisse und Äpfel.

3) Einkaufen auf lokalen Märkten

- *Tipp:* Besuchen Sie lokale Bauernmärkte und Wochenmärkte für frische und erschwingliche Produkte.

- *Beispiel:* Bauernmärkte in Städten wie Berlin, München und Hamburg bieten eine große Auswahl an saisonalen Produkten zu vernünftigen Preisen.

4) In großen Mengen kaufen

- *Tipp:* Kaufen Sie Grundnahrungsmittel wie Vollkornprodukte, Hülsenfrüchte, Nüsse und Samen in großen Mengen. Dies reduziert die Verpackungskosten und ist oft günstiger pro Einheit.

- *Beispiel:* Geschäfte wie Alnatura und Denn's Biomarkt haben oft Bulk-Bereiche, in denen Sie Getreide, Bohnen und Nüsse zu einem niedrigeren Preis kaufen können.

5) Setzen Sie auf Eigenmarken

- *Tipp:* Eigenmarken bieten oft eine ähnliche Qualität wie Markenprodukte, jedoch zu einem niedrigeren Preis.

- *Beispiel:* Achten Sie auf Bio-Eigenmarken wie REWE Bio, Edeka Bio oder Lidls Bio-Produktlinie.

6) Kochen Sie zu Hause

- Tipp: Mahlzeiten zu Hause zuzubereiten ist in der Regel kostengünstiger als Essen zu gehen. Batch-Cooking und Meal Prepping können Zeit und Geld sparen.

- Beispiel: Bereiten Sie eine große Menge Linsensuppe oder Quinoasalat zu und portionieren Sie diese für das Mittagessen über die Woche.

7) Nutzen Sie Rabatte und Coupons

- Tipp: Profitieren Sie von wöchentlichen Sonderangeboten, Rabatten und Coupons, die von Supermärkten angeboten werden.

- Beispiel: Überprüfen Sie online oder in den Prospekten nach Rabatten bei Aldi, Lidl und Kaufland.

8) Bauen Sie Ihre eigenen Kräuter und Gemüse an

- Tipp: Wenn Sie Platz haben, ziehen Sie in Betracht, Ihre eigenen Kräuter und Gemüse anzubauen. Dies kann eine unterhaltsame und lohnende Möglichkeit sein, Geld zu sparen.

- Beispiel: Pflanzen Sie Kräuter wie Basilikum, Petersilie und Minze in kleinen Töpfen auf Ihrem Balkon oder Fensterbrett.

Diese umfassenden Einkaufslisten und budgetfreundlichen Einkaufstipps sollen Ihnen helfen, eine entzündungshemmende Ernährung in Deutschland aufrechtzuerhalten. Durch das Planen Ihrer Mahlzeiten, den Kauf von saisonalen und lokalen Produkten, das Einkaufen in großen Mengen und die Nutzung von Rabatten können Sie eine nahrhafte und erschwingliche Ernährung genießen, die Ihre Gesundheit und Ihr Wohlbefinden unterstützt.

Anhang C: Zusätzliche Ressourcen

Um Ihnen zu helfen, erfolgreich eine entzündungshemmende Ernährung anzunehmen und aufrechtzuerhalten, bietet dieser Anhang wertvolle Werkzeuge und Ressourcen zur Verfolgung Ihrer Ernährung und Fortschritte. Darüber hinaus werden Informationen über Online-Communities und Selbsthilfegruppen bereitgestellt, die Ihnen während Ihrer Gesundheitsreise Ermutigung und Unterstützung bieten können. Diese Ressourcen sind auf den deutschen Markt zugeschnitten und gewährleisten Relevanz und Zugänglichkeit.

Vorgeschlagene Werkzeuge zur Verfolgung von Ernährung und Fortschritt

Die Verfolgung Ihrer Ernährung und Fortschritte kann Ihnen helfen, sich an Ihre Gesundheitsziele zu halten, Verbesserungen zu überwachen und notwendige Anpassungen vorzunehmen. Hier sind einige empfohlene

Werkzeuge und Apps, die in Deutschland beliebt sind und Ihnen in diesem Prozess helfen können.

Werkzeuge und Anwendungen

Werkzeug/ App	Beschreibung	Funktionen	Verfügbar keit
MyFitnessP al	Eine umfassende App zur Verfolgung der Nahrungsaufnah me und Bewegung	Kalorienzähler, Nährstoffverfolgung, Trainingsprotokoll, Integration mit Fitnessgeräten	iOS, Android, Web
Yazio	Eine in Deutschland basierte Ernährungs-App zur Verfolgung Ihrer Ernährung	Personalisierte Essenspläne, Kalorienzähler, Nährstoffverfolger, Rezepte	iOS, Android, Web
Lifesum	Eine benutzerfreundli che App für gesundes Essen und Gewichtsverlust	Ernährungstagebuch, Essenspläne, Barcode-Scanner, Gesundheitstipps	iOS, Android, Web

Cronometer	Eine detaillierte Ernährungs-Tracking-App mit Fokus auf Mikronährstoffe	Umfassende Nährstoffverfolgung, Lebensmitteldatenbank, benutzerdefinierte Lebensmitteldaten	iOS, Android, Web
Fitbit	Eine beliebte Fitness-App, die auch die Ernährung verfolgt	Aktivitätsverfolgung, Schlafüberwachung, Ernährungstagebuch, Integration mit Fitbit-Geräten	iOS, Android, Web
FoodDB	Eine deutsche Ernährungsdatenbank und Lebensmittelverfolgungs-App	Umfassende Datenbank deutscher Lebensmittel, Barcode-Scanner, Nährstoffanalysen	iOS, Android

Diese Werkzeuge können Ihnen helfen, Ihre tägliche Nahrungsaufnahme zu verfolgen, Ihre Ernährungsziele zu überwachen und eine ausgewogene entzündungshemmende Ernährung aufrechtzuerhalten.

Online-Communities und Selbsthilfegruppen

Die Teilnahme an Online-Communities und Selbsthilfegruppen kann Ihnen die Motivation, Ermutigung und Unterstützung bieten, die Sie benötigen, um sich an Ihrer entzündungshemmenden Ernährung zu halten. Hier sind einige empfohlene Gemeinschaften und Unterstützungsressourcen, die in Deutschland verfügbar sind.

Gemeinschafts- und Unterstützungsressourcen

Gemeinschaft/Selbsthilfegruppe	Beschreibung	Funktionen	Plattform
Ernährungsberatung.de Forum	Ein Forum zur Diskussion über Ernährung und diätetische Ratschläge	Expertenrat, Unterstützung von Gleichgesinnten, Diskussionsstränge	Web
Facebook-Gruppen	Verschiedene Gruppen, die sich auf entzündungshemmende Diäten und Gesundheit konzentrieren	Gemeinschaftliche Unterstützung, Rezepteteilen, Tipps und Ratschläge	Facebook

Reddit	Subreddits wie r/nutrition und r/antiinflammatorydiet	Unterstützung von Gleichgesinnten, Fragen und Antworten, geteilte Erfahrungen	Reddit
GUTe Ernährung	Eine deutsche Gemeinschaft, die sich auf gesunde Ernährung und Darmgesundheit konzentriert	Artikel, Diskussionsforen, Webinare	Web
Gesundheits stadt Berlin	Eine Gesundheitsinitiative mit Ressourcen und Veranstaltungen in Berlin	Veranstaltungen, Gesundheitsartikel, Gemeinschaftsprogramme	Web
Wochenmarkt Deutschland	Lokale Marktgemeinschaften, die frische und saisonale Produkte fördern	Marktinformationen, Gemeinschaftsveranstaltungen	Web

Diese Gemeinschaften bieten Plattformen zum Teilen von Erfahrungen, Stellen von Fragen und Finden von Unterstützung von anderen, die ebenfalls auf dem Weg zu besserer Gesundheit durch Ernährungs- und Lebensstiländerungen sind.

Die Nutzung dieser Werkzeuge, Apps und Online-Communities kann Ihre Fähigkeit, Ihre Ernährung zu verfolgen, den Fortschritt zu überwachen und motiviert zu bleiben, erheblich verbessern. Egal, ob Sie gerade erst mit Ihrer entzündungshemmenden Ernährung beginnen oder Ihre Verpflichtung vertiefen möchten, diese Ressourcen bieten wertvolle Unterstützung und praktische Hilfe, die auf den deutschen Markt zugeschnitten sind.

Durch die Integration dieser Werkzeuge in Ihren Alltag und die Teilnahme an unterstützenden Gemeinschaften können Sie Ihre Gesundheitsziele effektiver erreichen. Denken Sie daran, dass der Weg zu besserer Gesundheit kontinuierlich ist und die richtigen Ressourcen einen großen Unterschied machen können. Nutzen Sie diese Werkzeuge und Gemeinschaften, um auf Kurs zu bleiben, informiert zu bleiben und inspiriert zu bleiben, während Sie auf ein gesünderes, entzündungsfreies Leben hinarbeiten.